Laurence Salomon Dr. Lylian Le Goff

FOTOGRAFÍAS OLIVELLA · ESTILISMO MARION GUILLEMARD

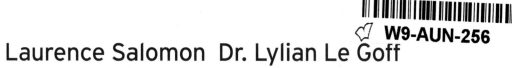

Esto no es... una dieta

LAS 100 RECETAS

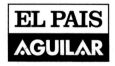

EL PAIS
AGUILAR

Introducción

Hay infinidad de libros de recetas de cocina publicados y nosotros presentamos otro más... ¿Por qué?

La respuesta es sencilla: este libro es la continuación de nuestro título anterior *Esto no es... una dieta.* El primero estaba pensado para liberarnos de la dictadura de las calorías; con este nuevo título, nos gustaría que olviden, de una vez por todas, los típicos platos y las comidas de toda la vida.

En realidad, el objetivo es que utilicen estas recetas, que hemos elaborado con un determinado criterio, como una guía para alcanzar autonomía y creatividad en la cocina. Lo que planteamos no es que sigan las recetas al pie de la letra –porque entonces, este libro sólo sería otro de tantos– sino que comprendan la lógica de la asociación de los ingredientes que componen cada plato y luego inventen otras recetas con esas pautas.

El criterio se basa en dos principios fundamentales: **comer de manera equilibrada y comer alimentos "vivos".**

Comer de manera equilibrada

Este concepto se resume de la siguiente manera: comer un poco de todo; lo que significa **variedad** y que **los ingredientes se complementen,** para que queden cubiertas las necesidades fisiológicas. Lo que ocurre es que estamos acostumbrados a comer unos determinados alimentos y los variamos poco. Este hábito nos priva de muchos placeres y perpetúa el desequilibrio alimenticio. Con estas recetas recuperamos ese equilibrio. En *Esto no es... una dieta* explicábamos esos aspectos y el origen de los principales grupos de nutrientes (proteínas, grasas, azúcares, fibras, vitaminas, minerales y oligoelementos). Ahora, sólo queremos recordar que en la mesa hay que dar prioridad a los productos vegetales y a los que proceden de las prácticas que respetan el equilibrio natural, porque contienen muchos nutrientes y no contaminan. Así evitaremos o corregiremos los hábitos perjudiciales para la salud. Una alimentación con demasiada carne, que contenga muchas grasas saturadas, azúcares, sal, productos refinados y procedentes de prácticas contaminantes (pesticidas, nitratos, aditivos de síntesis), así como pobre en fibra, ácidos grasos insaturados, antioxidantes y compuestos protectores, puede favorecer el sobrepeso, la diabetes, enfermedades cardiovasculares, cáncer, enfermedades neurodegenerativas, alteraciones de la fertilidad... Y eso sin tener en cuenta que, frecuentemente, para enmascarar lo insípido de los productos industriales se utiliza un exceso de saborizantes salados, dulces o grasos.

¿Por qué no recuperar el auténtico placer de los sabores originales?

Por tanto, es indispensable adquirir unas nociones sobre la composición nutritiva de los ingredientes y de los platos, así cocinaremos con conocimiento de causa. Igual que existen tres colores fundamentales y un pintor los combina para componer un cuadro, nosotros pensamos que los alimentos se estructuran según **una tríada con polos complementarios** que los cocineros deben combinar para preparar un plato.

El polo calórico

Lo componen los alimentos más ricos en grasas y azúcares (hay que evitar el consumo regular de productos refinados).

El polo reactivo regulador

Lo componen los alimentos más ricos en micronutrientes, fibras y compuestos protectores; todos los nutrientes indispensables desde el punto de vista energético y regulador de las funciones metabólicas e inmunitarias (fruta, verdura y granos germinados).

El polo proteico

Lo componen los alimentos más ricos en proteínas (productos animales y también vegetales: leguminosas y cereales sin refinar).

Los polos únicamente sirven de referencia porque los alimentos son compuestos. Por ejemplo, es importante utilizar leguminosas y cereales sin refinar, integrales o semiintegrales, que, en realidad, pertenecen a los tres polos. Estos productos son unos buenísimos aliados para cocinar de manera sana, sabrosa y económica. (Los cereales refinados prácticamente quedan reducidos a almidón y sólo aportan azúcar del polo calórico.)

La Tríada Alimentaria® es el hilo conductor del centenar de recetas que presentamos. Los aportes proteínicos son el pilar de las comidas en torno al que se organizan los otros aportes nutritivos y los que rigen la composición y elaboración de entrantes, platos principales y postres. Según esto, hay tres tipos de comidas: la «clásica», a base de proteínas animales, la «vegetariana», a base de proteínas vegetales y la «mixta» que combina proteínas vegetales y animales.

Comer alimentos 'vivos'

Fundamentalmente nos alimentamos para vivir. En consecuencia, si somos lógicos, tendremos que consumir alimentos sanos –sin contaminar y ricos en nutrientes– que mantengan nuestra energía vital.

Esto significa consumir productos que procedan de la agricultura sostenible, de temporada, no cocinarlos de manera agresiva, para que no se altere su composición, y comerlos crudos siempre que sea posible.

¿Conviene comer alimentos ecológicos?

Por lo general, los productos ecológicos son mejores que los convencionales y, al parecer, son más ricos en antioxidantes, fibras y omega 3. Diversos estudios nutricionales ponen de manifiesto que los alimentos orgánicos contienen mayor densidad de nutrientes, son más sabrosos y saciantes, por eso tienen más gusto sin necesidad de artificios y evitan el riesgo de excesos.

Al margen de las cuestiones ecológicas y económicas, también es importante consumir alimentos de temporada y maduros, para obtener de ellos el máximo beneficio.

Como ya se ha dicho, se recomienda evitar los productos refinados (cereales, aceites, azúcar y sal) pues, para que se conserven mejor, se les eliminan los nutrientes más reactivos.

Ahora bien, el colmo sería alterar o destruir la calidad intrínseca de un alimento sano, que sería lo mismo que provocar factores de riesgo cardiovasculares o cancerígenos, cocinándolos de una manera demasiado agresiva, intensa o prolongada: en microondas, olla a presión, agua hirviendo, en un horno a temperatura muy alta, fritos o con exceso de cocción. El modo más adecuado sería en su propio jugo o al vapor, con el primer hervor del agua o en el horno a temperatura moderada y rociando el alimento continuamente...

Hemos puesto todo el empeño para que estas recetas combinen el **placer** con la **buena alimentación.** Uno de los elementos de ese placer consiste en hacer bello lo bueno, porque creemos que un plato que armoniza colores y formas, aromas y sabores, es una obra de arte que podemos crear a diario. Las recetas serán la partitura con las que se interpreta la melodía culinaria. El placer y la dedicación de preparar una comida también alimentan.

Dr. Lylian Le Goff

Los 3 principios nutritivos fundamentales de *Esto no es... una dieta*

1. **Asociaciones de alimentos sanas y naturales:** comer más vegetales, seguir los principios de la Tríada Alimentaria®, respetar el equilibrio ácido-base.

2. **Alimentos sin alterar, saciantes y energéticos:** Comer orgánico, sin refinar, de temporada y, a ser posible, de proximidad.

3. **Los buenos hábitos en la cocina y en la mesa:** Más alimentos crudos, moderar las cantidades, masticar bien.

Este modo de alimentarse se aprende con el tiempo: un año permite prepararse bien y fijar de verdad hábitos nuevos, pero, en general, los efectos se aprecian desde las primeras semanas.

En este aprendizaje se pueden establecer tres etapas fundamentales:

1- La fase de la conducta
Se trata, en un primer momento, de entender bien el modo de comer para poder modificarlo.

2- La fase de aprendizaje
El objetivo es integrar poco a poco nuevos hábitos alimenticios, con los ejemplos de los menús, señalando los errores de alimentación más importantes y corrigiéndolos como primer paso para alcanzar un peso equilibrado.

3- La fase de consolidación
Por último, aprender a mantenerse delgado, es decir, consolidar el nuevo modo de alimentarse que, una vez habituados a él, nos dará la capacidad de mantener la línea y la salud de manera duradera.

Las 7 reglas de oro
para adelgazar de manera permanente

1 **Reduce los productos cárnicos** en beneficio de las proteínas vegetales (asociación de cereales y leguminosas).

2 **Huye de los productos industriales y refinados.**

3 **Elige productos de calidad,** orgánicos o de granjas locales, de temporada, energéticos, saciantes y, si es posible, de proximidad.

4 **Equilibra** los alimentos acidificantes con los que tienen propiedades alcalinas.

5 **Mantén una alimentación más «viva»,** come alimentos sin alterar y más productos crudos o ligeramente cocinados.

6 **Modera las cantidades, come lentamente,** saborea, y mastica bien.

7 **No olvides hidratarte,** fuera de las comidas, con agua de manantial.

Las 7 reglas de oro
para hacer bien la compra

1 **Conoce el valor nutritivo y la relación calidad-precio de lo que compres.** Elige de primer plato verdura cruda en lugar de embutidos; reduce los productos cárnicos, aumenta las leguminosas y los cereales; escoge yogures de soya y queso de leche cruda, preferentemente de cabra y de oveja... Compra productos que procedan de agricultura orgánica.

2 **Siempre que sea posible, compra productos locales y de temporada,** con certificaciones coherentes con el desarrollo sostenible.

3 **Evita los intermediarios, compra directamente a los productores:** en el mercado o a través de una asociación cooperativa agraria, y en los circuitos de distribución orgánicos, que establecen un comercio equitativo con los productores.

4 **Suprime los productos refinados** (esto se refiere a los cereales, aceites, al azúcar y la sal).

5 **Evita la comida ya hecha** (comida preparada, platos cocinados congelados): son caros y de una calidad nutritiva regular, cuando no nefasta para la salud.

6 **Compra lo máximo posible en tiendas orgánicos y a granel.** Para reducir el gasto, limita los productos empaquetados y compra sólo lo que necesites.

7 **Valora con precisión lo que necesitas** para evitar derroches. No compres grandes cantidades porque la abundancia es tentadora y la experiencia que irás adquiriendo te demostrará que bienestar y mesura van a la par.

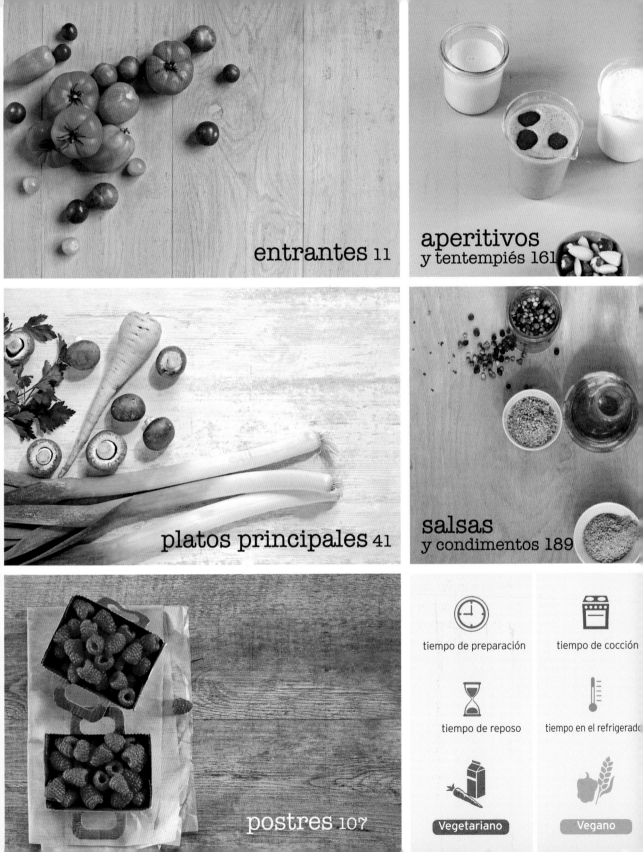

tiempo de preparación

tiempo de cocción

tiempo de reposo

tiempo en el refrigerado

Vegetariano

Vegano

Cómo lograr el éxito del método
Esto no es... una dieta

¡Libérate de la dictadura de las calorías en 3 etapas!

1. Emplea la lógica.
2. Asocia buenos ingredientes.
3. ¡Ahora te toca imaginar e inventar!

Buenos hábitos en la cocina y en la mesa

● **Come de manera equilibrada**

- Come un poco de todo: ingredientes equilibrados, variados y complementarios.
- Da prioridad a los productos vegetales y a los que proceden de las prácticas que respetan el equilibrio natural, ricos en nutrientes y sin contaminar.
- Recupera el AUTÉNTICO PLACER de los sabores originales con la Tríada Alimentaria®: el polo calórico, el polo proteico y el polo reactivo regulador.
- Alterna las comidas clásicas con las vegetarianas y las mixtas.

● **Come alimentos 'vivos'**

ALIMENTA tu energía vital:
- opta por productos que procedan de la agricultura sostenible,
- aplica cocciones suaves,
- come los alimentos crudos siempre que sea posible,
- evita los productos refinados,
- come alimentos de temporada y maduros.

En resumen,
¡combina placer y buena alimentación!

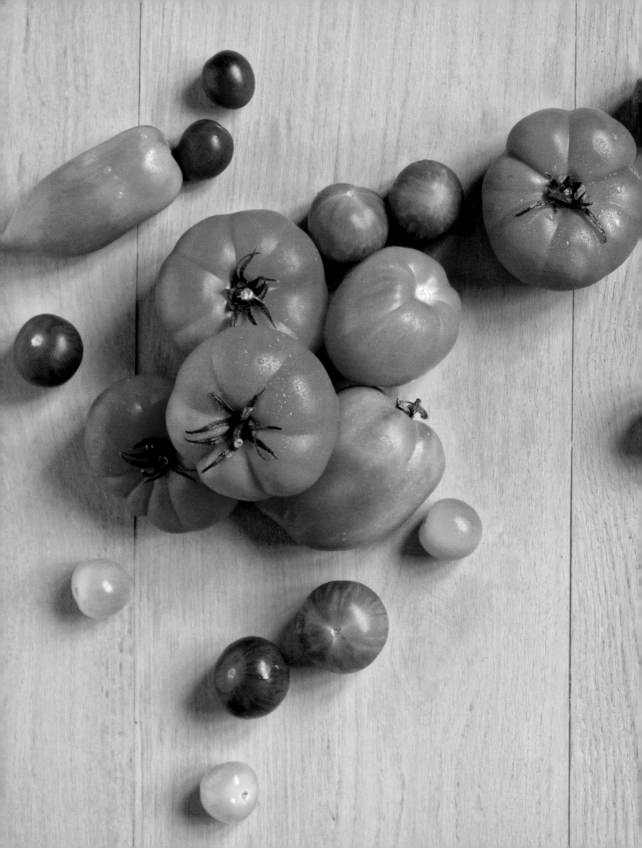

entrantes

En una comida, el primer plato sirve para algo más que abrir boca y estimular el placer de la mesa: tiene que aportar de inmediato los micronutrientes esenciales – vitaminas y oligoelementos –; la verdura cruda es la que más los contiene. Además debe favorecer la digestión de toda la comida y la tolerancia de los alimentos cocinados. Recordemos que es muy importante masticar lentamente para activar los reflejos del metabolismo digestivo y de la saciedad.

Una sopa puede tomarse como entrante o como plato principal, según sea su consistencia y su composición nutritiva, proteínas incluidas. En días fríos, entra mejor caliente (cocinada a fuego lento para no alterar los nutrientes), pero también puede prepararse en frío.

A la hora de hacer una sopa, la batidora o el procesador de cocina resultan muy prácticos, porque nos permiten cocinar sin pelar las verduras, conservando así todos los aportes de los ingredientes y consiguiendo deliciosas texturas cremosas.

crema blanca
de coliflor y chirivía

1 coliflor
2 chirivías
2 cebollas
2 cucharadas de puré de anacardos
Sal fina sin refinar

OTOÑO • INVIERNO

Lavar la coliflor y separar los tallos. Pelar las chirivías y las cebollas. Se introducen los ingredientes troceaditos en una olla, se cubren de agua hasta la mitad y se añade sal al gusto.

Que cueza a fuego lento durante 30 min, con la olla a medio cubrir y, ya fuera del fuego, se bate, incorporando el puré de anacardos.

¡TRUCO! Deja aparte dos tallos de coliflor, rállalos y obtendrás una especie de nieve para espolvorear sobre la crema.
También puedes tostar algunos anacardos (o marañón) en el horno o en una sartén y agregarlos justo antes de servir.

¿Por qué
es bueno para mí?

El anacardo, rico en ácidos grasos insaturados, proteínas y almidón, refuerza los sabores sutiles de la chirivía y la coliflor.

sopa de tomate
y cacahuates

5 tomates
2 cebollas
500 g de calabaza
1 cucharadita de caldo de verdura
en polvo
1 cucharada de aceite de oliva
Curry de Ceilán
1 cucharada de puré de cacahuate
natural
Sal

VERANO • OTOÑO

Pelar y picar las cebollas y rehogarlas en una olla con el aceite de oliva y una pizca de curry de Ceilán, durante 10 min.

Lavar los tomates y pelar la calabaza, trocearlos e incorporarlos a la olla. Se cubre el fondo del recipiente con agua, se añade la cucharadita de caldo de verdura y que cueza, a fuego lento, durante 20 min.

Fuera del fuego añadir el puré de cacahuates y batir. La sopa se puede tomar fría o caliente.

¡TRUCO! El mejor momento para hacer esta receta es a finales del verano, cuando los tomates están muy maduros y se recogen las primeras calabazas.

¿Por qué
es bueno para mí ?

Esta sopa es un auténtico concentrado de antioxidantes:
el tomate le aporta licopeno y la semilla oleaginosa ácidos
grasos.

para 3 o 4 personas   preparación **20 min**   cocción **30 min**

crema de calabaza
con aguacate

1 kg de calabaza
(calabaza moscada, por ejemplo)
1 aguacate maduro
1 diente de ajo
1/2 cucharadita de panch phoron
(una especie de curry suave)
Sal de hierbas

OTOÑO

Se pela la calabaza, se corta en trozos y se cuece con 1 vaso de agua y el panch phoron, en una olla tapada, durante 30 min.

Al término de la cocción, añadir el diente de ajo pelado y picadito y la sal de hierbas.

Se incorpora el aguacate pelado, se bate y se sirve inmediatamente.

¿Por qué es bueno para mí?

Esta es una versión más consistente de la receta anterior, adaptada para el otoño. En este caso, la crema contiene los antioxidantes de la calabaza, con predominio del betacaroteno (muy concentrado en la piel de la calabaza, que podemos cocinarla sin pelar y luego batirla en el procesador o la batidora) y los ácidos grasos que le aporta el fruto oleaginoso. Si quieres una crema más contundente y rica en vitaminas, lo mejor es utilizar calabaza potimarrón.

sopa fría de pepino
calabacín y queso de cabra con semillas de alcaravea

1 pepino
1 calabacín
1 quesito fresco de cabra
1 pizca de semillas de alcaravea
1 pizca de sal

PRIMAVERA • VERANO

Pelar el pepino, lavar el calabacín, cortarlos en trozos e introducirlos en el vaso de una batidora, junto con el queso de cabra también troceado.

Batir todos los ingredientes y reservar la crema en el refrigerador.

Se sirve en unos cuencos con unas virutas de queso fresco de cabra por encima.

sopa de miso

1 zanahoria
1/2 nabo
1 chalote
Unos trozos de alga wakame fresca
100 g de tofu natural
1 cucharada de aceite de oliva
1 cucharada de sopa de miso
(de tipo Barley miso)
Perejil

PRIMAVERA

Pelar y picar la cebolla, y rehogarla en una olla, con el aceite de oliva, durante 5 min. Añadir 2 vasos de agua fría y las verduras peladas, cortadas en daditos.

Se deja que cueza 10 min y, después, se incorporan los trozos de wakame picaditos y los dados de tofu.

Por último, añadir el miso diluido en un poco del agua de la cocción. Retirar del fuego y servir con perejil picado.

¡TRUCO! También puedes hacer la sopa con cebollín, col rizada y dados de remolacha.

¿Por qué es bueno para mí?

Esta sopa se puede tomar de entrante o como plato principal, porque los productos derivados de la soya (el miso, pasta fermentada, y el tofu, queso fresco de soya) contienen aminoácidos esenciales y una gran variedad de nutrientes, que aportan equilibrio nutritivo al plato.

cornete de nori
con zanahorias y crema de ajonjolí

1 hoja de nori (alga seca que se
utiliza para el maki)
1 cucharada de tahine
(pasta de ajonjolí blanco)
1 cucharadita de miso
(de tipo Barley miso)

CUALQUIER TEMPORADA

Cortar la hoja de nori en cuatro cuadrados y las zanahorias en tiras finas.

Mezclar el tahine con el miso, añadiendo el agua necesaria hasta obtener una crema de ajonjolí.

Para hacer los cornetes: se enrolla el cuadrado de nori en forma de cono y se pega la punta con un poco de crema de ajonjolí. Rellenar los conos con las tiras de zanahoria y 1 cucharadita de crema de ajonjolí.

VARIANTE. Los rollitos se pueden tomar con gomasio, por ejemplo.
También quedan de maravilla como guarnición de un plato de salmón ahumado, pera y eneldo. ¡Vaya mezcla de sabores!

¿Por qué es bueno para mí ?

El tahine (pasta de ajonjolí) y el miso (pasta fermentada de soya) son unos alimentos muy completos, que se refuerzan con el betacaroteno de las zanahorias. Y, todo envuelto en un alga con alto contenido de proteínas y oligoelementos, queda muy bonito.

col morada
con semillas de alcaravea

3 hojas de col morada
2 cucharadas de vinagre de sidra
1 cucharada de aceite de canola
1 pizca de semillas de alcaravea
1 cucharada rasa de sal gruesa
Salsa de soya

OTOÑO • INVIERNO

Poner a hervir una cazuela llena de agua con sal gruesa.

Quitar el nervio central de la col morada y cortar las hojas en tiras.

En el agua hirviendo escaldar la col morada: cocer durante 4 min y, a continuación, escurrir y pasar por agua fría. Reservar en un recipiente y añadir el vinagre de sidra. Hay que mezclarlo muy bien para que la col morada recupere el color morado.

Por último, el plato se aderza con el aceite de canola, las semillas de alcaravea, un chorrito de salsa de soya y a comer.

¿Por qué
es bueno para mí?

La col en general es rica en vitamina C, oligoelementos y en determinados elementos protectores, que conviene consumir con regularidad. La col morada específicamente aporta sobre todo antioxidantes; además, la alcaravea, el vinagre de sidra y el aceite de canola refuerzan el plato con nutrientes protectores aromáticos.

nieve de coliflor
con aceite de ajonjolí tostado

1/4 de coliflor
1 gajo de limón confitado con sal
(ver pág. 196)
El jugo de 1 limón
2 cucharadas de aceite de ajonjolí
tostado
3 ramitas de perejil

`OTOÑO • INVIERNO`

Se ralla la coliflor con el rallador de queso y, aparte, se pica el limón confitado.

Condimentar la coliflor rallada con el jugo de limón, el aceite, el limón confitado, el perejil picado, y al refrigerador.

VARIANTE. Puedes utilizar brócoli en lugar de coliflor y condimentarlo con gomasio.

¿Por qué
es bueno para mí ?

Esta sencilla manera de preparar la coliflor, sólo rallada, te permite comerla cruda y así aprovechar al máximo todas sus propiedades. Puedes hacer lo mismo con el brócoli y la col romanesco, un híbrido de brócoli y coliflor.

gelatina de pepino
con queso fresco de cabra y estragón

1 pepino
1 diente de ajo
100 g de queso fresco de cabra
4 hojas de estragón
1/2 cucharadita de agar–agar
Sal

VERANO

Pelar y picar el ajo. El pepino, una vez pelado, despepitado y rallado, se pone a escurrir en un colador, con una pizca de sal y el ajo, durante 20 minutos. Colocar el colador sobre un recipiente para que recoja el jugo que escurra el pepino.

Aparte, trocear el queso fresco de cabra en daditos de unos 5 mm.

Diluir el agar–agar en el jugo que ha soltado el pepino y poner a hervir 1 min.

El jugo obtenido se vierte en unos vasitos y se añade el pepino rallado, los daditos de queso y las hojas de estragón cortadas a mano.

Conservar en el frigorífico y servir muy frío con unas rebanadas de pan tostado.

rollito de calabacín
con crema de queso de cabra

1 calabacín
1 queso fresco de cabra
1 diente de ajo grande
6 ramitas de perejil
Sal

VERANO

Pelar el diente de ajo, lavar el perejil y picar por separado con un cuchillo.

Con un tenedor, mezclar el queso de cabra, el perejil, el ajo y una pizca de sal.

Lavar el calabacín y, con una mandolina, cortar en tiras anchas y alargadas de 1 mm de grosor.

Poner las tiras de calabacín sobre una superficie plana y extender sobre ellas 1 cucharadita de la crema de queso de cabra. Por último se enrollan las tiras. Este plato hay que servirlo muy frío.

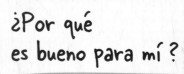

¿Por qué es bueno para mí ?

El queso de cabra aporta equilibrio a este plato, refrescante y decorativo.

popurrí de lentejas
con cuscús de espelta, pimiento rojo y cilantro

200 g de cuscús de espelta
150 g de lentejas
1 pimiento
1 gajo de limón confitado con sal
(ver pág. 196)
1/2 ramita de cilantro
2 cucharadas de aceite de oliva
2 cucharadas de vinagre balsámico
1 cucharadita de caldo de verduras
deshidratado
Sal fina sin refinar

VERANO

Lavar las lentejas, ponerlas en una cazuela, con el doble de agua de su volumen, y añadir sal. Se cuecen durante 20 min, con el fuego bajo, y se escurren.

En otra cazuela, poner a hervir el doble de agua que de cuscús. Mientras tanto, en una ensaladera mezclar el cuscús con el caldo de verduras deshidratado. Cuando el agua esté hirviendo, verter sobre el cuscús y dejar reposar, tapado, durante 15 min, para que el grano se infle.

Picar el cilantro, después de lavarlo, y el limón confitado. El pimiento se corta en tiras finas.

En una ensaladera mezclar el cuscús, las lentejas, el cilantro, el limón confitado y el pimiento. Aderezar con el aceite de oliva y el vinagre balsámico. Por último, rectificar de sal si hace falta.

¡TRUCO! Puedes servir este plato con unos espaguetis con calabacín, un coulis de shiro miso (diluye un cucharada de shiro miso en 2 cucharadas de vino blanco) y unas virutas de queso fresco de cabra.
Estas lentejas, junto con la sopa de tomate y cacahuates (ver pág. 14), componen una comida deliciosa y se hace en un periquete.

¿Por qué es bueno para mí?

Es un plato vegetariano equilibrado: combina un cereal (cuscús) y una leguminosa (las lentejas).

tzatziki

2 pepinos pequeños
2 yogures naturales (de leche de
soya, de vaca, de cabra o de oveja)
(ver pág. 178)
1 o 2 ajetes tiernos picados
1 cucharada de aceite de oliva
1 cucharada de vinagre de sidra
Sal fina sin refinar
1/2 rama de cebollino

VERANO

Pelar el pepino, cortarlo en dos longitudinalmente y despepitarlo con una cucharilla. Rallar el pepino más o menos grueso, según nos guste, salarlo y ponerlo a escurrir en un colador. Lavar y picar el cebollino.

En un recipiente, mezclar los yogures con el aceite de oliva, el vinagre balsámico y el ajete.

Añadir la crema de yogur al pepino, esparcir el cebollino, rectificar de sal y llevar al refrigerador.

Se sirve como guarnición de una cazuela de verduras o un panaché de verduras de hoja verde, por ejemplo.

VARIANTE. Puedes utilizar menta fresca en lugar de cebollino.

¿Por qué es bueno para mí?

El tzatziki, además de ser refrescante, es un concentrado de nutrientes. Puedes comerlo como acompañamiento o simplemente untándolo sobre una rebanada de pan.

carpaccio de aguaturma
con vieiras

3 aguaturmas o patacas
10 vieiras
150 g de alga dulse (alga roja)
fresca conservada en sal
150 g de canónigos (lechuga de
campo)
2 chalotes
1/2 vaso de vino blanco seco
1/2 limón
1 cucharada de aceite de oliva
2 cucharadas de aceite de ajonjolí
de primer prensado
1 g de agar–agar
1/2 cucharadita de una mezcla
de canela y cúrcuma
1 cucharada de tahine
(pasta de ajonjolí blanco)
Gomasio (ver pág. 204)
Sal gris

OTOÑO • INVIERNO

Pelar las aguaturmas y dejarlas en agua con el jugo de 1/2 limón.

Abrir las vieiras y extraer la carne, lavarla rápidamente con agua fría y secarla. Reservar las barbas, que se aprovecharán para hacer una gelatina, lavarlas y dejarlas 15 min en agua fría.

Pelar y picar los chalotes y rehogarlos en una sartén, con el aceite de oliva, las especias y la sal, durante 10 min. Se incorporan las barbas de vieira escurridas y se añade el vino, en el que previamente se habrá diluido el agar–agar. Que reduzca todo durante 10 min. A continuación, se pasa la mezcla por el chino directamente a una fuente, para que quede una capa de unos 3 mm de grosor, y se refrigera hasta que se forme la gelatina.

Lavar el alga roja y trocear 50 g de manera basta; lavar los canónigos y quitarles los tallos. Se mezclan los dos ingredientes y se reservan.

El resto de las algas se introducen en un procesador (o batidora), con el jugo de 1/2 limón y el aceite de ajonjolí, y se bate, añadiendo el agua necesaria hasta que adquiera la consistencia de una mayonesa. Rectificar de sal.

En un cuenco, mezclar el tahine con el jugo de 1/2 limón, una pizca de sal y añadir agua hasta que la mezcla quede cremosa.

Trocear cada vieira en tres o cuatro partes, según su grosor, y reservar.

En el momento de servir, se corta muy finita la aguaturma con una mandolina y se coloca como un carpaccio en cada plato. Se añaden 6 trozos de carne de vieira por plato y encima de cada uno se coloca un redondel de la gelatina de barbas, hecho con un cortador.

En el centro de los platos se coloca un puñado de canónigos y algas; se dibujan unas líneas con la crema de ajonjolí ácida y la emulsión de algas y se espolvorea el gomasio.

¡TRUCO! Las barbas de las vieiras tienen mucho gusto y proporcionan a la gelatina un agradable aroma a yodo. Para simplificar la receta, puedes añadir las barbas sin hacer la gelatina. El plato quedará igual de sabroso.

¿Por qué es bueno para mí?

Este plato mezcla el delicado sabor a mar de las vieiras con el sabor a tierra de la aguaturma, que recuerda el gusto de la avellana. Un festival de aromas y sabores para un día especial.

huevos mimosa
con mayonesa de avellanas

4 huevos orgánicos o de granja
10 cl de leche de soya natural
Unas 15 avellanas
5 cl de aceite de avellana tostada
1 diente de ajo
1/2 ramo de perejil de hoja lisa
Jugo de limón
Sal fina sin refinar

CUALQUIER TEMPORADA

Picar el perejil lavado y el ajo pelado. Introducir la mezcla en el vaso de un procesador con la leche de soya, el aceite de avellana y una pizca de sal. Batir durante 20 segundos y añadir unas gotas de limón. Batir de nuevo hasta que la mezcla adquiera la consistencia cremosa que le produce la acidez del limón. Se reserva refrigerado.

Poner los huevos en una cazuela con agua fría y sal. Cuando el agua rompa a hervir, que cuezan 7 min e, inmediatamente, detener la cocción con agua fría. Se pelan los huevos y se cortan longitudinalmente en dos mitades. Se retiran las yemas, se pasan a un recipiente hondo y se machacan con un tenedor, incorporando entre 1 y 2 cucharadas de mayonesa vegetal. Con esta mezcla rellenar el hueco de la clara de los huevos, tapar con plástico adherente y refrigerar.

Sobre una plancha, picar las avellanas con un cuchillo y saltear unos minutos en una sartén, sin dejar de removerlas.

Se coloca en cada plato dos mitades de huevo y se esparce la avellana picada por encima.

¡TRUCO! Sirve los huevos con un poco de arúgula y unos trocitos de melón. Deja a disposición de los comensales el resto de la mayonesa vegetal.

¿Por qué es bueno para mí ?

Una receta de tipo mixto, sencilla y económica. La yema de huevo es un alimento completo y en esa receta se adereza con una mayonesa vegetal «útil»: no contiene los ácidos grasos saturados de la mayonesa tradicional y, por sí sola, constituye una auténtica minicomida, concentrada y equilibrada, gracias principalmente a la leche de soya.

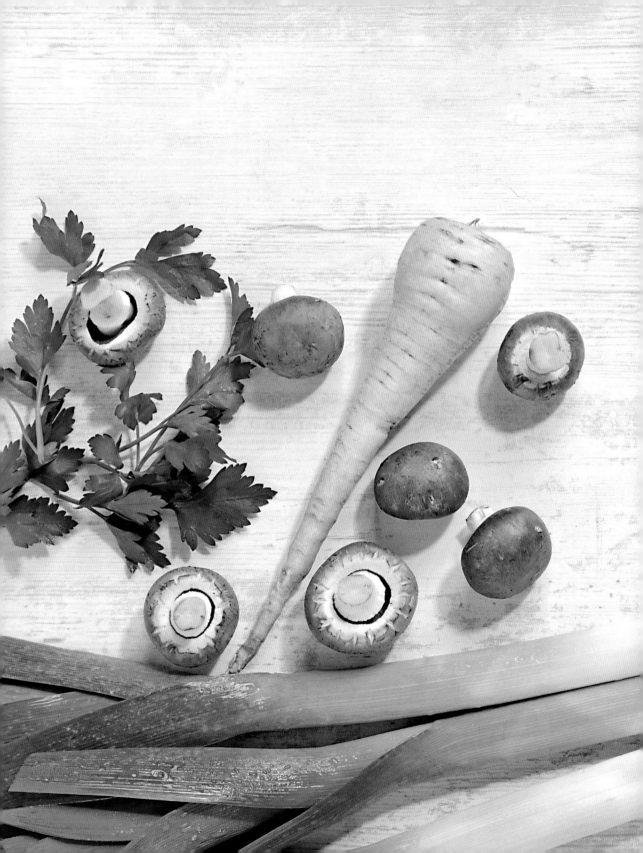

platos
principales

El plato principal permite jugar con una gran variedad de nutrientes. Las proteínas son el pilar de estos platos y en torno a ellas se organiza el resto de los aportes de azúcar, cuerpos grasos, micronutrientes y fibras. Hacia mediados del siglo XX, las proteínas vegetales (sobre todo las que proceden de los cereales sin refinar y de las leguminosas) cedieron su lugar en la alimentación a las proteínas de origen animal. Es importante restablecer el equilibrio alimenticio en nuestra dieta, aumentando la cantidad de alimentos vegetales, aunque sin olvidarnos del pescado, de los huevos, ni de los lácteos.

Hay tres clases de platos principales:

los clásicos: a base de proteínas animales (sobre todo carnes y pescados),

los vegetarianos: en los que dominan las proteínas vegetales y no contienen productos cárnicos,

los mixtos: con proteínas vegetales y animales en la misma proporción.

lasaña
de tofu y zanahorias con miso

1/2 paquete de lasaña
2 poros
4 zanahorias
300 g de tofu
50 cl de leche de soya
2 cucharadas de aceite de oliva
1 gajo de naranja confitado con sal
(ver pág. 196)
1/2 manojo de cilantro
1/2 vaso de vino blanco seco
2 cucharadas de arruruz
(o fécula de maíz)
1 cucharada de Barley miso
2 cucharadas de levadura malteada

OTOÑO • INVIERNO

Limpiar y cortar los poros en tiritas, pelar y rallar las zanahorias, picar el gajo de naranja confitada y saltear todo con aceite de oliva durante 10 min.

Lavar y picar el cilantro, desmigar el tofu e incorporarlos a la cazuela de las verduras. Se mezcla todo bien, se añade el vino blanco y que cueza durante 10 min, a medio tapar. Se reserva.

Para hacer la bechamel vegetal: mezclar la leche de soya con el arruruz y el miso y que hierva hasta que espese, sin dejar de remover.

Se precalienta el horno a 200 ºC (th. 6-7).

Para montar la lasaña: extender una fina capa de bechamel en la base de una fuente y colocar encima los rectángulos de pasta. Añadir una nueva capa de la mezcla de verduras y tofu y cubrir con bechamel. Repetir una capa de pasta, otra de verduras y otra de bechamel. El montaje se termina con una capa de pasta cubierta de bechamel.

Meter al horno durante 45 min. Durante los 5 últimos minutos, encender el grill a 220 ºC (th. 7-8) y esparcir la levadura malteada.

¿Por qué es bueno para mí?

Esta lasaña asocia de manera equilibrada las leguminosas (tofu, soya y miso) con un cereal (el trigo de la pasta) y verduras (poros y zanahorias). Además, contiene un auténtico complemento alimenticio: la levadura malteada, rica en aminoácidos y vitaminas del grupo B.

tarta de berenjenas,
ciruelas y cebolla roja

Para la masa

100 g de harina de trigo
50 g de harina de garbanzo
3 cucharadas de aceite de oliva
2 pizcas de hierbas aromáticas
(orégano, albahaca, tomillo...)
Agua
1/2 cucharadita de sal

Para el relleno

1 berenjena
5 ciruelas de Damasco
1 cebolla roja
20 cl de vino rosado
2 cucharadas de aceite de oliva
1 cucharada de shiro miso
(miso blanco)
2 pizcas de garam massala
(una mezcla de especias)
Sal fina sin refinar

PRIMAVERA • VERANO

Para preparar la masa: se mezclan los ingredientes secos y se trabajan con el aceite de oliva, añadiendo el agua necesaria (unas 3 cucharadas) hasta obtener una bola de masa. Se deja reposar 30 min.

Para preparar el relleno: lavar la berenjena, cortarla en tiras y saltearla durante 5 min con una cucharada de aceite de oliva. Añadir el vino, 2 pizcas de sal y que se haga durante 10 minutos, con el recipiente a medio tapar.

Pelar y picar la cebolla y, en recipiente aparte, rehogarla durante 10 min con el resto del aceite de oliva y el garam massala.

Lavar las ciruelas, quitarles el hueso, cortarlas en láminas, añadirlas a la cebolla y sofreírlas sólo un instante, para ablandarlas. Cuando la berenjena esté hecha, se le incorpora la mezcla de cebollas y ciruelas.

Precalentar el horno, encendiendo únicamente la parte inferior a 230 °C (th. 7–8).

Extender la masa y colocar sobre un molde, dejando que sobresalga por los bordes como 1 cm. Cubrir la base con el shiro miso y añadir el relleno. Doblar la masa que sobresale hacia el relleno y hornear la tarta 30 min.

Esta tarta queda riquísima con el humus con ciruelas (ver pág. 216) como guarnición.

¿Por qué es bueno para mí ?

Una saludable combinación de alimentos: leguminosas (garbanzos, miso), cereal (trigo), verduras, frutas, hierbas aromáticas y condimentos.

cuscús
de verduras y tofu

2 zanahorias
2 chirivías
1 colinabo
3 ramas de apio
40 g de uvas pasas
150 g de cuscús integral
300 g de tofu
1 cucharada de aceite de oliva
2 cucharadas de shoyu
1 cucharada de arruruz
(o de kuzu)
1/2 vaso de vino blanco seco
1 pizca de sambar en polvo o de
curry dulce
1 cubo de caldo de verduras
Sal fina sin refinar

Para el coulis
30 g de uvas pasas
1 cucharada de shoyu
(una salsa de soya)
El jugo de 1/2 limón
1 pizca de sambar en polvo
o curry dulce

OTOÑO • INVIERNO

Para preparar el coulis: se pone en un cuenco el shoyu, el jugo de limón, 4 o 5 cucharadas de agua, el sambar en polvo y se añaden las uvas pasas. Se dejan macerando las pasas mientras se elabora la receta y, al final, se bate todo en un procesador.

Pelar las zanahorias, las chirivías y el colinabo y cortarlos en trocitos. Lavar las ramas de apio y cortarlas en tiras finas oblicuas. En una olla con aceite de oliva saltear las verduras con el sambar en polvo y una pizca de sal. Cubrir todo con agua, 1 cm por encima del nivel de las verduras, añadir las uvas pasas y que cueza durante 25 min, con el recipiente casi tapado.

Entretanto, se lleva a ebullición 60 cl de agua con el cubo de caldo de verdura y, cuando hierva, se vierte sobre el cuscús y se deja reposar, cubierto, 15 min, hasta que el grano se infle.

Una vez estén las verduras en su punto, añadir el tofu desmigado, mezclar todo y rectificar con el shoyu. Diluir el arruruz en el vino blanco e incorporarlo a la olla. Remover hasta que espese e, inmediatamente, retirar del fuego.

Se sirve en cada plato 2 cucharadas de cuscús y una ración de verduras, rociados con coulis de uvas pasas.

¡TRUCO! Este plato lo puedes completar con unas espirales de zanahoria y unas tiras de chirivía cortadas con el pelador o ralladas.

¿Por qué es bueno para mí?

En esta receta utilizamos tofu de soya en lugar de los garbanzos del cuscús magrebí tradicional, y tubérculos, muy propios del invierno.

Es muy fácil elaborar variantes de cuscús vegano, basta con combinar un cereal semiintegral o integral, una leguminosa, verduras de temporada y condimentarlo con el coulis de esta receta, un caldo de verduras o una salsa.

pizza
de queso de cabra, tomate y albahaca

15 cl de coulis de tomate
(ver pág. 200)
200 g de queso fresco de cabra
10 tomates cherry
2 cucharaditas de shiro miso
1 ramito de albahaca

Para la masa
150 g de harina de trigo T80
50 g de harina de garbanzo
3 cucharadas de aceite de oliva
2 pizcas de cúrcuma
2/3 de un sobre de levadura de
panadería deshidratada
Sal fina sin refinar

PRIMAVERA • VERANO

Mezclar las harinas con la cúrcuma, una pizca de sal y la levadura; añadir el aceite, 12 cl de agua y amasar hasta que se forme una bola. La masa ya formada tiene que reposar tapada durante 1 hora a temperatura ambiente o cerca de una fuente de calor.

Extender la masa en la bandeja del horno y dejar que repose, cubierta, otros 30 min.

Precalentar el horno, encendiendo sólo la parte inferior, a 200 ºC (th. 6–7).

Disolver el shiro miso en el coulis de tomate y extender sobre la masa. Cortar el queso de cabra en trocitos, los tomates cherry por la mitad y distribuirlos sobre la masa. Hornear la pizza durante 20 minutos y, al sacarla del horno, añadir la albahaca.

¡TRUCO! Sirve esta pizza con una ensalada de calabacín crudo rallado, cebollín picado y vinagre balsámico.

¿Por qué
es bueno para mí ?

Un plato vegetariano típico de Italia, con tomate, queso de cabra y albahaca, que se basa en la asociación de cereales y leguminosas.

tortas de hojuelas de avena
con cebolla y perejil

80 g de hojuelas de avena
pequeños
1 huevo
1 cebolla
1 diente de ajo machacado con el
prensa ajos
1 buen puñado de perejil
2 cucharadas de aceite de oliva
Curry de Ceilán
Sal fina sin refinar

PRIMAVERA

Pelar la cebolla, cortarla muy picadita y rehogarla con el aceite de oliva y el curry de Ceilán en una sartén antiadherente, cubierta, durante 10 min.

En un recipiente, mezclar las hojuelas de avena con una pizca de sal, el perejil picado, el ajo y la cebolla; incorporar el huevo batido, añadir unas 2 cucharadas de agua y salar. Dejar reposar 15 min.

En la sartén donde se ha rehogado la cebolla, dorar las tortas sin añadir ningún tipo de grasa.

¡TRUCO! Estas tortas son ideales para comer con una ensalada verde o verduras crudas.

VARIANTE. En lugar de cebolla, puedes utilizar poros o zanahorias y chalotes, cortadas en rodajitas.

¿Por qué es bueno para mí?

Estas tortas son energéticas y ligeras al mismo tiempo.
Si prefieres un plato vegano, utiliza harina de garbanzo o de
soya en lugar de huevo.

pastel
del Norte

5 cebollas grandes
2 poros
Unos granos de comino
Aceitunas negras
1/2 vaso de vino blanco
1 lata de anchoas en aceite de oliva
5 cucharadas de aceite de oliva
Sal gris

Para la masa
150 g de harina T80
50 g de hojuelas de avena
pequeñas
4 cucharadas de aceite de oliva
1 cucharadita de tomillo, estragón,
albahaca...

CUALQUIER TEMPORADA

Para preparar la masa: mezclar la harina, las hojuelas de avena, las hierbas aromáticas y 1 cucharadita de sal gris. Amasar todo con el aceite de oliva y añadir 5 cucharadas de agua. Dejar reposar durante 1 hora a temperatura ambiente.

Mientras tanto, se pelan las cebollas y los poros, se pican muy finitos con el procesador o un cuchillo y se rehogan en aceite de oliva con unos granos de comino y sal, durante 15 min. A mitad de cocción, añadir el vino blanco y las aceitunas negras cortadas en trocitos.

Extender la masa y colocarla en un molde, echar por encima la cebolla con poros y distribuir los filetes de anchoas en forma de estrella.

Hornear durante 30 min, con el horno precalentado a 180 °C (th. 6).

¡TRUCO! Estos pasteles quedan perfectos con una sopa de pescado o un panaché de verduras.

¿Por qué es bueno para mí?

En su versión original, este pastel es una torta provenzal elaborada con tomate -en la receta lo hemos sustituido por poros y cebolla- y anchoas.

calabacines rellenos
de atún y espelta de grano pequeño

4 calabacines pequeños
2 tomates
1 cebolla
80 g de espelta de grano pequeño
1 lata de atún en aceite de oliva
2 cucharadas de tartar de algas
1 cucharada sopera de aceite
de oliva
Sal fina sin refinar

VERANO

La noche anterior poner a remojo la espelta de grano pequeño con mucha agua.

El mismo día, lavar los calabacines, cortarlos por la mitad longitudi-nalmente y, con una cuchara, vaciar el centro para retirar las pepitas. Cocerlos al vapor 8 min, de manera que queden crujientes, y reservar.

Cocer la espelta en el doble de agua de su volumen con sal, durante 30 min, y luego escurrirla.

Pelar la cebolla y rehogarla muy picadita en aceite de oliva con un poco de sal, durante 10 min.

Añadir a la cebolla los tomates pelados y cortados en trocitos, previamente despepitados, y que continúe la cocción 10 min más. Si es preciso se rectifica de sal.

Con el recipiente fuera del fuego, incorporar la espelta, el tartar de algas y el atún escurrido. Se mezcla todo muy bien y se prueba para rectificar la sal.

Precalentar el horno a 150 ºC (th. 5). Rellenar los calabacines, colocarlos en una fuente de horno con un poco de agua en la base y hornearlos durante 15 min.

¡TRUCO! Sirve los calabacines con una ensalada de lechuga aderezada y unos tomates cherry.

¿Por qué es bueno para mí?

Un plato casi vegetariano. En este caso, el relleno combina un cereal (la espelta, muy recomendable para quienes tengan intolerancia al trigo) con tomate, cebolla, algas y migas de atún. Puedes hacer muchísimas variantes de este relleno con otros cereales y aportes complementarios de productos animales, pescados o quesos gratinados.

tarta de tomate con mostaza

6 u 8 tomates carnosos
1 diente de ajo
2 cucharadas de mostaza en grano
10 aceitunas negras
1 cucharadita de hierbas de Provenza
2 cucharadas de aceite de oliva
Sal

Para la masa
150 g de harina T80
50 g de hojuelas de avena pequeñas
3 o 4 cucharadas de aceite de oliva
1 cucharadita rasa de sal sin refinar

VERANO

Para preparar la masa: mezclar los ingredientes secos, trabajar con el aceite de oliva y añadir 5 cucharadas de agua hasta formar una bola de masa. Se deja reposar unos 30 min a temperatura ambiente.

Pelar y despepitar los tomates, cortarlos en rodajas, ponerlos en un colador, añadir un poco de sal y dejar que escurran.

Extender la masa con el rodillo y colocar en un molde de tarta. Cubrir la masa con una capa fina de mostaza, distribuir los tomates, las aceitunas negras en trozos y el ajo picadito. Espolvorear las hierbas de Provenza y echar un chorrito de aceite de oliva.

Con el horno precalentado a 180 °C (th. 6), se hornea la tarta entre 25 y 30 min.

¡TRUCO! Para variar los sabores, en lugar de cubrir la masa con mostaza, extiende una capa fina de miso o de puré de ajonjolí, de almendra o de avellana y salpica esos mismos frutos oleaginosos por encima.

¿Por qué
es bueno para mí?

Es un plato vegano, que los incondicionales de los tomates de
temporada pueden tomarlo hasta de postre. Es mejor utilizar
variedades de tomate tradicionales, como el corazón de res.
Si sirves la tarta de plato principal, complétala con un huevo
cocido o queso fresco de cabra.

pasta
con zanahorias y poros

1 zanahoria
1 poro
400 g de pasta integral
1 cubo de caldo de verdura
orgánica
2 cucharadas de shoyu
(salsa de soya japonesa)
2 cucharadas de aceite de oliva
Sal gruesa sin refinar

Guarnición
Zanahorias ralladas
Verduras de hoja variadas
Aceite de canola
Vinagre de sidra
Cebollino
Ajo
Aceitunas negras

OTOÑO • INVIERNO
PRIMAVERA

Pelar la zanahoria y cortarla en rodajitas; lavar y picar el poro.

Poner a hervir agua en una cazuela con el cubo de caldo y una cucha-radita de sal gruesa.

Con el agua hirviendo, se echa la pasta con la zanahoria y que cueza 5 min; luego se añade el poro y que cueza otros 5 min más. Escurrir rápidamente la pasta con las verduras para conservar un poco de agua de la cocción. Aderezar la pasta con el shoyu y el aceite de oliva y mezclar todo bien.

Para preparar la guarnición: aderezar la zanahoria rallada y las verduras con el aceite de canola, el vinagre de sidra, la sal, el ajo picado y el cebollino.

Servir en cada plato la pasta y la guarnición juntas, con unas aceitunas negras.

¡TRUCO! Esparce por la pasta un buen queso parmesano recién rallado.

¿Por qué es bueno para mí?

Una comida vegana sencilla y económica. El queso rallado la convierte en un plato único equilibrado.

puré de coliflor
y apionabo con nuez moscada

1 papa
1/2 apionabo
1 coliflor pequeña
3 chalotes
1 cucharada de aceite de oliva
3 pizcas de nuez moscada
10 cl de nata de soya para cocinar
Sal fina sin refinar

OTOÑO • INVIERNO

Pelar y picar los chalotes y saltear a fuego lento en una olla, con aceite de oliva, nuez moscada y un poco de sal.

Pelar la papa y el apionabo y cortarlos muy finitos, igual que la coliflor.

Incorporar las verduras a la olla y añadir un vaso de agua.

Dejar que cueza a fuego lento, con la olla a medio cubrir, durante unos 20 min, hasta que las verduras estén tiernas.

Pasar por la batidora, añadiendo la nata de soya, y rectificar de sal.

¡TRUCO! Este puré combina bien con una carne blanca, un pescado o una ensalada de col morada con lentejas y cebada perlada.

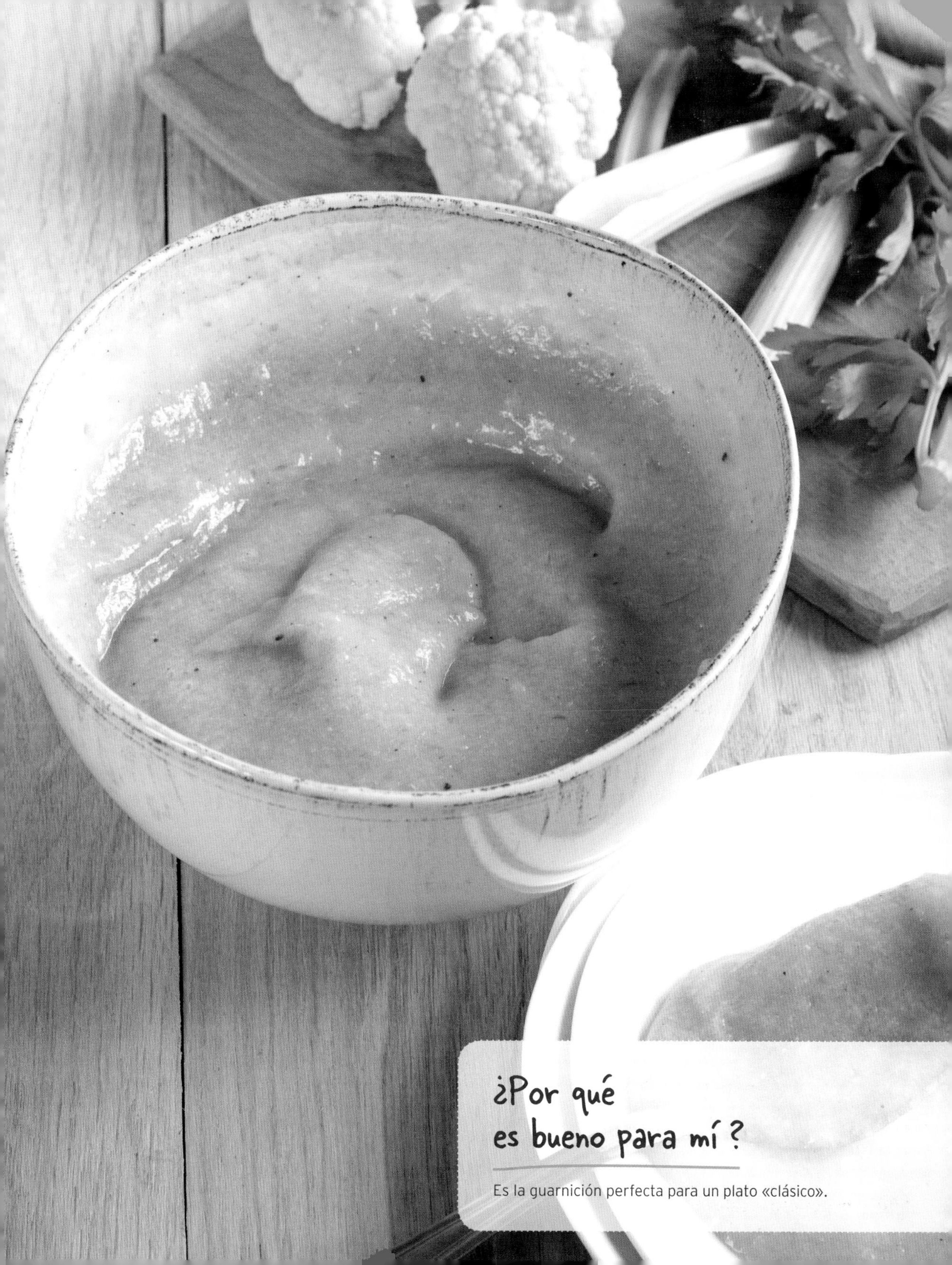

¿Por qué es bueno para mí?

Es la guarnición perfecta para un plato «clásico».

arroz con pasas
y especias

200 g de arroz de grano largo
semiintegral
40 g de uvas pasas
50 g de almendras
2 cucharadas de aceite de oliva
1/2 cucharadita de canela en polvo
1/2 cucharadita de cúrcuma
1/2 cucharadita de jengibre fresco,
pelado y rallado
Sal

CUALQUIER TEMPORADA

Lavar el arroz y dejarlo en remojo unas horas.

En una cazuela, calentar el aceite de oliva y rehogar bien el arroz, previamente escurrido.

Echar en la cazuela una taza y media de agua, por cada taza de arroz, añadir la canela, la cúrcuma, el jengibre, las uvas pasas lavadas, la sal y llevar a ebullición.

Que cueza unos 15 min, a fuego lento, con la cazuela a medio cubrir.

Picar las almendras, dorarlas en una sartén, sin nada de grasa, durante unos minutos y, cuando el arroz esté hecho, añadirlas.

¡TRUCO! Sirve el arroz con unas lonchas de pescado ahumado o, si prefieres algo más exótico, acompáñalo con frijoles rojos y unas rodajas de piña natural.

Si lo preparas como un risotto, obtendrás un arroz lleno
de sabores...

timbal de bulgur
con zanahorias y cebolla

1 cebolla
1 zanahoria de tamaño mediano
1 vaso mediano de bulgur
1 cucharada de aceite de oliva
1/2 ramo de perejil
Sal de hierbas

CUALQUIER TEMPORADA

En una cazuela con aceite de oliva, se saltea la cebolla, pelada y picada, a fuego lento durante 5 min.

Añadir la zanahoria pelada, cortada en daditos, el bulgur, un vaso y medio de agua, la sal y dejar hervir a fuego lento, con la cazuela tapada, durante 15 min. 5 min antes de que termine la cocción se incorpora el perejil muy picadito.

Rellenar un recipiente con el bulgur y volcarlo en cada plato para darle forma de timbal.

¡TRUCO! Este plato queda perfecto con pescado o una ensalada verde.

¿Por qué es bueno para mí?

Una guarnición muy adecuada para un plato «mixto».
Los cereales integrales aportan muchos nutrientes, sobre
todo proteínas, lo que permite reducir la proporción de carne
o de pescado.

brochetas de salmón
con costra de ajonjolí, coles de Bruselas y crema de tahine

400 g de salmón orgánico sin piel
15 coles de Bruselas
40 g de semillas de ajonjolí
1 cucharada de aceite de oliva
Panch phoron (curry dulce)
1 cucharada de pasta de ajonjolí blanco (tahine)
1 cucharadita de Barley miso
El jugo de 1/2 limón
Sal fina sin refinar

OTOÑO • INVIERNO

Cortar el salmón en dados de 2 cm y condimentarlo con sal y 2 pizcas de panch phoron. Introducir 4 trozos de salmón en cada brocheta y «empanar» con las semillas de ajonjolí. Se refrigera.

Lavar las coles de Bruselas, cortarlas muy finitas con la mandolina, en sentido longitudinal, y cocerlas con un dedo de agua salada, en un recipiente a medio cubrir, unos 6 min.

Entretanto, en una sartén con aceite de oliva se doran las brochetas por ambos lados unos 5 min.

Para preparar la crema: mezclar la pasta de ajonjolí con el miso, el jugo de limón y el agua necesaria hasta conseguir una consistencia cremosa.

Colocar en cada plato una brocheta de salmón sobre una ración de coles de Bruselas y añadir por encima la crema de ajonjolí ácida.

¿Por qué es bueno para mí?

El salmón, un pescado azul, aporta ácidos grasos insaturados omega-3, que se añaden a los del ajonjolí y el miso, unos ingredientes muy completos desde el punto de vista nutricional.

chucrut
marinera

400 g de chucrut cruda orgánica
1/4 de col morada
200 g de pescado blanco (abadejo, carbonero o bacalao)
200 g de salmón o trucha
50 g de algas dulse
3 cucharadas de crema de avena
10 cl de vino blanco y 10 cl de agua
1 cucharada de vinagre de sidra
10 bayas de enebro
2 hojas de laurel

OTOÑO • INVIERNO

En una olla se echa el agua, el vino blanco, las bayas de enebro, las hojas de laurel y el chucrut sin lavar, para que conserve todos los micronutrientes. Que cueza a fuego moderado y con la olla a medio cubrir.

A los 20 min de cocción, añadir la crema de avena y, si fuera necesaria, un poco de agua. A continuación incorporar el alga, previamente lavada, bien escurrida y picadita, y revolver todo bien.

Cortar el pescado blanco y el salmón, cada uno en 4 trozos, colocarlos sobre el chucrut, salarlos con flor de sal y que sigan cociendo, con la olla a medio tapar, unos 10 min más.

Entretanto, en una cazuela se pone agua con sal a hervir. Se corta la col morada en tiritas, quitándole los nervios más gruesos y se escalda 5 min. Una vez fuera del agua, pasar la col morada por agua fría, escurrir muy bien para que pierda el exceso de agua, añadir el vinagre de sidra y revolver insistentemente para que recupere el color malva.

Servir el chucrut con la col morada esparcida por encima.

¿Por qué es bueno para mí ?

Se trata una buena combinación de pescados y coles, rica en antioxidantes: la col de por sí contiene mucha vitamina C y la fermentación de el chucrut aún la enriquece más. La col morada aporta su antocianina y da color al plato.

preparación **25 min**   cocción puré **20 min**, dorada **4 min**

lentejas coral
con calabacines

para 4 personas
200 g de lentejas coral
2 o 3 calabacines

1 cda. de aceite de oliva
1 diente de ajo
Sal fina sin refinar

Lavar las lentejas varias veces hasta que el agua salga limpia, para eliminar el almidón; así conseguiremos una consistencia más cremosa.

Lavar y rallar los calabacines.

En una olla llena de agua con sal hasta la mitad, echar las lentejas y los calabacines, y que cuezan durante 20 min. Al final de la cocción se añade el ajo picado, el aceite de oliva y se revuelve todo.

lechuga de mar

para 4 personas
50 g de lechuga de mar
2 cucharadas de vinagre
balsámico blanco

1 limón
Unas hojas de estragón
frescas o secas

Lavar las algas en 3 baños de agua fría, escurrir bien para eliminar el agua sobrante y picar con un cuchillo. Exprimir el limón.

Aderezar las algas con el jugo de limón y el vinagre balsámico, mezclar bien y añadir el estragón. Reservar.

lomos de dorada
con semillas de hinojo

para 4 personas
4 lomos de dorada
Aceite de oliva

Unas semillas de hinojo
Sal

Sacar los lomos de la dorada o pedir al pescadero que lo haga. Sazonar la parte sin piel de los lomos con un poco de sal y las semillas de hinojo, colocarlos en una fuente con la piel hacia arriba, añadir un chorrito de aceite y reservar en el refrigerador.

En el horno precalentado sólo con el grill, a 250 °C (th. 8), introducir la fuente bajo el grill, para que se dore la piel durante 5 min.

La dorada se sirve acompañada de las lentejas con calabacines y la lechuga de mar.

OTOÑO • INVIERNO

¡TRUCO! Las lentejas quedan bien con cualquier ingrediente: en verano, puedes preparar una crema de lentejas y tomate (con cebollín y una especia suave, como la garam massala); o de lentejas con melón, añadiéndole hierbas frescas (menta y albahaca) para realzar el sabor. En otoño, las lentejas están muy ricas con castaña picadita, calabaza potimarrón rallada, zanahorias o chirivías, según lo que encuentres en el mercado.

¿Por qué
es bueno para mí?

Los lomos de dorada, asados sólo con un golpe de horno, para que conserven el sabor tan marcado que caracteriza a este pescado blanco, y las algas contienen mucho yodo. Ya sabes que con las lentejas puedes combinar cualquier otra verdura en lugar del calabacín.

🕐 preparación **30 min**   ⏳ remojo **1 noche**   🔥 cocción chícharos secos **1 h**, caballa **5 min**, hinojo **10 min**

caballa
asada con melón

para 4 personas
8 filetitos de caballa
1/4 de melón

2 cucharaditas de jengibre en polvo
Sal

Sazonar los filetes de caballa con sal y jengibre. Cortar el melón en láminas finas del tamaño de los filetes.

Atar la lámina de melón debajo del filete de caballa con fibra de rafia y sujetar con un nudo. Colocar los filetes en una fuente y llevar al horno con la piel hacia arriba.

Cuando el horno esté muy caliente, precalentado en función grill a 250 °C (th. 8), se introduce la fuente y que se doren las caballas 5 min.

puré
de chícharos secos

para 4 personas
200 g de chícharos secos
1 calabacín
1 bulbo de hinojo

2 hojas de laurel
1 vaso de vino blanco
Sal

La noche anterior se ponen a remojo los chícharos secos en mucha agua.

Picar el hinojo y saltearlo en una olla con aceite de oliva y un poco de sal. Lavar los chícharos e incorporarlos al hinojo; cortar finito el calabacín y agregarlo también. Por último se añade el vino blanco, la cantidad de agua suficiente para que cubra las verduras, el laurel y que cueza todo, con la olla a medio tapar, durante 1 hora. Hay que remover de vez en cuando y rectificar la sal durante la cocción. Se pasa por la batidora.

ensalada
de hinojo y calabacín

para 4 personas
1 bulbo de hinojo
1 calabacín
2 cucharadas de aceite de pepitas de calabaza tostadas

1 cucharada de vinagre balsámico
40 g de pepitas de calabaza
Sal fina sin refinar

Lavar el hinojo y el calabacín, cortar el calabacín en láminas longitudinales y el hinojo en tiritas. Enrollar las láminas de calabacín con las tiras de hinojo dentro, formando unos rollitos. Pinchar dos o tres rollitos en una brocheta, colocarlos en una fuente y aderezarlos con el aceite de pepitas de calabaza tostadas, el vinagre balsámico y un poco de flor de sal.

En una sartén, se tuestan las pepitas de calabaza, sin nada de grasa, durante 10 min, moviéndolas continuamente hasta que se abran.

PRIMAVERA • VERANO

¡TRUCO! Sirve en cada plato 2 filetes de caballa, con el puré de chícharos secos y 2 brochetas de verdura y salpícalo todo con las pepitas de calabaza.

¿Por qué es bueno para mí?

Es un menú mixto y original, por la mezcla de sabores: la caballa es un pescado azul con un sabor fuerte que combina muy bien con la dulzura del melón y el toque anisado del hinojo realza el gusto del puré de chícharos y de la ensalada de calabacín.

preparación **40 min**   remojo **una noche**   cocción espelta **30 min,** guiso **30 min**

espelta de grano pequeño
con tomate, perifollo y limón confitado

para 6 personas

250 g de espelta de grano pequeño
2 o 3 tomates
1 gajo de limón confitado (ver pág. 196)

1 ramo de perifollo
2 cucharadas de vinagre de sidra

La noche anterior se pone la espelta a remojo con mucha agua.

Al día siguiente, lavar la espelta, escurrirla y cocerla en una olla con el doble de agua de su volumen, durante 30 min. Cuando la espelta esté hecha, se escurre y se pasa por el grifo de agua fría para detener la cocción.

Lavar los tomates y cortarlos en daditos, picar el limón confitado y el perifollo.

Mezclar todos los ingredientes en una ensaladera y conservar en el refrigerador.

guiso de calamar
con pimientos y alga kombu

Para 6 personas

700 g de calamar
50 g de alga kombu
1/2 pimiento verde
1/2 pimiento rojo
1 cebolla blanca
2 cucharadas de aceite de oliva

20 cl de vino blanco
1 cucharadita de jengibre rallado
1 cucharada de shiro miso
1 cucharada de kudzu (o fécula de maíz, arruruz)

Pedir al pescadero que limpie y prepare los calamares. Lavar el alga kombu dejándola un buen rato en agua fría.

Cortar los calamares en anillas. Pelar la cebolla y picarla muy finita, igual que el alga.

En una cazuela con aceite de oliva, rehogar los pimientos, el jengibre y un poco de sal, durante 10 min. Incorporar los calamares y el alga. Añadir el vino blanco y el agua necesaria hasta cubrir todos los ingredientes y dejar que se hagan a fuego lento entre 20 y 30 min.

Una vez terminada la cocción, añadir el shiro miso y el kudzu diluido en un poco de agua. Se remueve y, en cuanto espese, se retira del fuego.

Servir los calamares con la espelta de grano pequeño y un coulis de pimientos (ver pág. 198).

PRIMAVERA • VERANO

¿Por qué
es bueno para mí?

Se trata de un menú «mixto», combina un molusco (el calamar, que es de carne dura, por eso hay que reblandecerla guisándolo a fuego lento), con un cereal (la espelta de grano pequeño) y verduras.

🕐 preparación **20 min**   ▦ cocción salmón **5 min**, papas **30 min**

calabacines
con yogur vegetal

para 4 personas
1 calabacín
1 diente de ajo
1 yogur de soya
natural o nata de soya
lactofermentada

Unas hojas de eneldo
Sal fina sin refinar

Lavar y rallar el calabacín. Pelar y picar el ajo. Lavar las hojas de eneldo y reservar.

Mezclar el yogur con el calabacín, el ajo, el eneldo y salar al gusto. Refrigerar.

lomo
de salmón al vapor

para 4 personas
4 trozos de salmón
orgánico, de 120 g

2 cucharaditas de trocitos
de algas secas
Sal fina sin refinar

Condimentar los lomos de salmón con sal y los trocitos de algas.

Cocer el salmón al vapor, en una vaporera (o en cualquier recipiente que permita cocinar al vapor), durante 5 min.

papas al horno
con ajo confitado

para 4 personas
4 papas nuevas
8 dientes de ajo

2 cucharadas de aceite
de oliva
2 gajos de limón confitado
con sal (ver pág. 196)
1 cubo de caldo vegetal

Precalentar el horno a 180 °C (th. 6).

Lavar y cortar las papas por la mitad, longitudinalmente, sin pelar.

En una fuente de horno, colocar las papas y a su alrededor los dientes de ajo con piel. Echar un chorrito de aceite de oliva sobre las papas. Diluir el cubo de caldo en 1 vaso de agua y añadir a la fuente. Meter al horno las papas y dejar que se hagan durante 30 min. Una vez terminada la cocción, se esparce el limón confitado, cortado en trocitos.

Servir en cada plato un lomo de salmón, dos mitades de papa y el calabacín con eneldo.

PRIMAVERA • VERANO

¿Por qué es bueno para mí?

Un menú completo: además de los omega-3 del salmón, que se conservan cocinándolo al vapor, y las propiedades medicinales del ajo, de sobra conocidas, hay que añadir los aportes de la crema de calabacín con yogur y de las papas.

rape envuelto en jamón serrano
con puré de potimarrón y lentejas coral

400 g de rape
8 lonchitas de jamón serrano
1 calabaza potimarrón pequeña
50 g de lentejas coral
1 cebolla
8 hojas de eneldo
3 cucharadas de aceite de oliva
1 cucharadita de cúrcuma
Semillas de calabaza tostadas
2 cucharadas de aceite de pepitas
de calabaza
1 cucharada de vinagre balsámico
Sal sin refinar

OTOÑO • INVIERNO

Cortar el rape en 8 trozos. Colocar una hoja de eneldo en cada trozo, envolver en una loncha de jamón serrano y sujetar con un palillo para que no se deshaga.

Pelar y picar la cebolla, rehogar 5 min, en una cazuela, con 2 cucharadas de aceite de oliva, la cúrcuma y un poco de sal. Incorporar el potimarrón, lavado y sin pelar, cortado en trocitos, y las lentejas bien lavadas. Añadir agua hasta que cubra 2/3 de la verdura y que cueza a fuego moderado, con el recipiente a medio tapar, durante 30 min. Pasar por la batidora y rectificar de sal.

En una sartén con un chorrito de aceite de oliva sellar las brochetas de rape, unos 4 min por cada lado, lo justo para que se tueste el jamón y quede crujiente.

Tostar las semillas de calabaza en una sartén sin nada de grasa. Mezclar en un cuenco el aceite de pepitas de calabaza y el vinagre balsámico.

Servir en un plato las brochetas, con una cucharada de puré de potimarrón, salpicado de semillas de calabaza, y dibujar por encima unas líneas de la mezcla de aceite y vinagre.

¿Por qué es bueno para mí?

En este plato se complementan los sabores marinos con los de la carne, y los acompañan una hortaliza y una leguminosa, ricas en nutrientes protectores, además de sabrosas.

ternera guisada
con champiñones

1.5 kg de ternera (falda, pescuezo o morcillo)
3 zanahorias
1 poro
1 cebolla
2 dientes de ajo
1 vaso de vino blanco
1 cubo de caldo de verdura
200 g de champiñones
2 hojas de laurel
1/2 cucharadita de pimienta cinco bayas molida
2 cucharadas de puré de almendra blanca
Sal gruesa sin refinar

OTOÑO • INVIERNO

Pelar el ajo y la cebolla y cortarlos por la mitad.

Pelar y cortar en tiras Las zanahorias. Pelar y trocear el poro. Lavar los champiñones y cortarlos en 4 trozos.

Introducir la ternera en una olla, añadir el vino y cubrir con agua, en la que se habrá disuelto el cubo de caldo. Incorporar el ajo, la cebolla, las hojas de laurel, las especias y sal. Se cuece a fuego lento, con la olla a medio cubrir. Cuando hayan pasado 30 min agregar las zanahorias.

20 min después, se echan el poro y los champiñones, se rectifica la sal y, si fuera necesario, se añade más agua durante la cocción. Que cueza otros 30 min, con el recipiente a medio cubrir.

Fuera del fuego se introduce el puré de almendras y se revuelve todo.

Servir con almendras tostadas y arroz de grano largo semiintegral, por ejemplo.

¿Por qué es bueno para mí?

La salsa espesa de este guiso se ha elaborado con ingredientes más ricos en nutrientes protectores y menos calóricos que los de una ternera guisada de manera tradicional.

🕐 preparación **25 min**   ⧖ marinado **2 h**   ▭ cocción brochetas **10 min**, puré **20 min**

brochetas
de solomillo con mostaza en grano

para 4 personas
450 g de lomo
1 diente de ajo
2 cucharadas de aceite
de oliva
1 cucharada de shoyu
1/2 cucharadita de una
mezcla de hierbas,
por ejemplo estragón,
albahaca, ortiga

1 cucharada de mostaza
en grano
1 cucharada rasa de
mostaza

Cortar el lomo en dados de 2 cm de lado y pinchar 4 trozos en cada brocheta.

Pelar y picar el diente de ajo.

Para preparar la marinada: mezclar el aceite de oliva, el shoyu, las hierbas y el diente de ajo picado. Dejar marinar las brochetas 2 h como mínimo, tapadas con plástico adherente, en el refrigerador.

Rebozar ligeramente las brochetas con la mostaza en grano y sellarlas en la sartén, unos 5 min por cada lado, con el fuego bajo.

Para la salsa de mostaza: diluir la mostaza en 2 cucharadas de agua.

puré ligero
de papas y chirivía con avellanas

para 4 personas
3 papas bintje
2 chirivías
1 cebolla

Unas pizcas de nuez
moscada
1 cucharada de puré de
avellanas
Sal fina sin refinar

Pelar y picar la cebolla. Pelar las papas y las chirivías y cortarlas en trocitos. Introducir las verduras en una cazuela y cubrir con un tercio de agua de su volumen. Añadir la nuez moscada y sal.

Cocer a fuego lento con la cazuela a medio cubrir.

Justo antes de batir las verduras en el procesador (o batidora), se añade el puré de avellanas.

OTOÑO • INVIERNO

¿Por qué es bueno para mí?

La carne cortada en dados y marinada necesita menos tiempo de cocción, así se simplifica la elaboración del plato y gana en sabor. Además, la combinación de papas con el puré de chirivías, realzado con avellanas, es muy sabrosa y completa el menú.

🕐 preparación **30 min**   ⧖ marinada **2 h**   ▥ cocción pollo **10 min**, polenta **10 min**

pechugas
de pollo con setas

para 4 personas

3 pechugas de pollo
180 g de setas shiitake
1 cucharadita de jengibre
fresco rallado
1 cucharadita de cáscara
de limón

1 cucharada de vinagre
balsámico blanco
2 cucharadas de shoyu
2 cucharadas de aceite
de oliva
1 ramito de cilantro

Cortar en trozos la pechuga de pollo. Pelar y picar
el diente de ajo.

Para preparar la marinada: mezclar el jengibre con
el cilantro picado, la cáscara de limón, 1 cucharada
de shoyu y otra de aceite de oliva. Se añade el
pollo, se impregna bien con la mezcla y se reserva
refrigerado, 2 h como mínimo.

Cortar en cuatro las setas shiitake, sofreírlas con
1 cucharada de aceite de oliva y, a los 10 min,
cuando empiecen a dorarse, desglasar con 1
cucharada de shoyu y el vinagre balsámico.

En una sartén, se rehoga el pollo durante 10
minutos. Durante la cocción se añaden las setas
y se sirve inmediatamente.

polenta
con setas de cardo

para 4 personas

150 g de polenta
instantánea
100 g de setas de cardo
2 cucharadas de aceite
de oliva

1 diente de ajo
1 cubo de caldo de verdura
Sal fina sin refinar

Cortar las setas de cardo en láminas finas,
saltearlas durante 10 min con una cucharada de
aceite de oliva, el ajo picadito y la sal necesaria.
Reservar.

Con un vaso medidor, medir cuatro partes de agua
por una de polenta.

Poner el agua a hervir con el cubo de caldo e
incorporar la polenta, removiéndola con un batidor
de varillas. A continuación, añadir 1 cucharada
de aceite de oliva, sin dejar de remover, y tener al
fuego unos 3 min más.

Mezclar la polenta con las setas de cardo, rectificar
de sal y extender en una fuente, formando una
capa de 1 cm de grosor aproximadamente.
Reservar.

En el momento de servir, se corta la polenta en
triángulos y se calienta al horno.

PRIMAVERA • VERANO

¿Por qué es bueno para mí?

La marinada es una precocción aromática que permite reducir el tiempo de cocción en la sartén.

preparación **25 min** marinada **2 h** cocción pollo **10 min**, lentejas **30 min**

pollo
con pimientos verdes

para 4 personas

2 o 3 pechugas de pollo
1 pimiento verde pequeño
1 gajo de naranja
confitado con sal (ver
pág. 196)

1 diente de ajo
1 cucharada de vinagre
balsámico blanco
2 cucharadas de aceite
de oliva

Cortar las pechugas de pollo en trozos.

Lavar el pimiento y cortarlo en tiras muy finas. Picar la naranja confitada y el diente de ajo.

Poner a marinar el pollo y el pimiento con el aceite de oliva, la naranja, el ajo picado y el vinagre balsámico. Reservar refrigerado 2 h como mínimo.

Pasar por la sartén el pollo hasta que quede bien dorado. Servir con las lentejas y el puré de potimarrón.

PRIMAVERA • VERANO

lentejas
con chalotes y laurel

para 4 personas

100 g de lentejas
4 chalotes

2 cucharadas de aceite
de oliva
3 hojas de laurel
Sal

Pelar y cortar los chalotes, rehogarlas durante 5 min en una olla con el aceite de oliva y un poco de sal. A continuación, añadir las lentejas, lavadas, y cubrirlas con agua (una taza y media de agua por cada taza de lentejas). Incorporar el laurel, una pizca de sal y que cuezan a fuego lento, unos 30 min, con la olla a medio cubrir.

puré de potimarrón con pimiento rojo y cúrcuma

para 4 personas

1 calabaza potimarrón
pequeña
1/2 pimiento rojo
1/2 cucharadita de
cúrcuma

2 cucharadas de crema de
avena
Sal fina sin refinar

Lavar el potimarrón (es muy importante no pelarlo porque la piel es tierna, rica en micronutrientes y aporta mucho sabor), el pimiento rojo y cortarlos en trocitos. Se añade agua hasta que cubra un tercio de las verduras, se echa la cúrcuma, un poco de sal y que cueza a fuego lento durante 25 min, con la olla a medio cubrir. Pasar por la batidora con la crema de avena y reservar.

¿Por qué es bueno para mí ?

Un plato «mixto» (pollo), con una leguminosa (lentejas) y un puré muy rico en antioxidantes (potimarrón y pimiento rojo) como guarnición.

hamburguesas de res empanizadas
de pan integral con avellanas

450 g de carne picada de res
1 yema de huevo
7 cl de leche entera
50 g de miga de pan integral
30 g de corteza de pan integral
30 g de avellanas
1 diente de ajo
6 ramitas de perejil
Aceite de oliva
Sal fina gris

CUALQUIER TEMPORADA

Se remoja la miga de pan en la leche.

En un recipiente hondo se echa la carne picada, la miga de pan empapada en leche, la yema de huevo, el ajo triturado, el perejil picadito y un poco de sal. Se mezcla todo con las manos y se reserva refrigerado.

Cortar la corteza de pan en trocitos, pasarlas a una fuente con las avellanas y secarlas en el horno, precalentado a 150 °C (th. 5), durante 15 min. Triturar todo, con una pizca de sal, en un procesador, hasta que quede como una especie de pan rallado basto para empanar.

Dar forma a 3 hamburguesas por persona y empanarlas con el preparado anterior. Echar un chorrito de aceite de oliva en una sartén antiadherente y dorar las hamburguesas 5 min por cada lado.

¡TRUCO! Coloca las hamburguesas sobre una cama de verdura de hojas verdes de temporada, aderezadaa con aceite de avellana, vinagre de sidra y flor de sal.

¿Por qué es bueno para mí?

Estas originales hamburguesas de buey, pasadas apenas por la sartén, tienen huevo, leche y pan integral.

huevos al horno
con tomate cherry, albahaca y nata de soya

4 huevos
20 cl de nata de soya
12 aceitunas negras
8 tomates cherry
8 hojas de albahaca
1 cucharada rasa de Barley miso

VERANO

Precalentar el horno a 200 ºC (th. 6–7).

Trocear las aceitunas y mezclarlas con la nata de soya y el Barley miso.

Disponer 4 recipientes individuales y echar en cada uno un huevo, repartir por encima la mezcla anterior y añadir 2 tomates cherry cortados por la mitad y 2 hojas de albahaca picadita a mano.

Hornear 8 min.

bollos

125 g de harina T80
125 g de harina de espelta de grano pequeño
1 bolsita de levadura de panadería
15 cl de leche de soya o de avena
15 cl de agua
Unas pizcas de nuez moscada
Sal
2 cucharadas de aceite de oliva

Preparar la masa mezclando todos los ingredientes en el orden indicado, menos el aceite, y dejarla en reposo a temperatura ambiente y tapada.

Una vez que haya subido la masa (casi el triple del volumen inicial) es muy importante no moverla. Precalentar una sartén manchada de aceite, echar 1 cucharada de masa en la sartén y que se haga sólo por un lado, hasta que aparezcan unos agujerillos (si se utiliza un molde circular, hay que engrasarlo bien y verter la masa en su interior para conseguir una forma bonita y una cocción homogénea). Continuar con la cocción unos 5 min, hasta que la parte de arriba no se pegue a los dedos.

¡TRUCO! Si sirves los huevos al horno y los bollos con una ensalada de arúgula, salpicada de lascas de parmesano, conseguirás un delicioso menú equilibrado.

¿Por qué es bueno para mí?

Es un menú «mixto» que combina huevo (uno de los pocos alimentos de origen animal casi completo) y soya, con los bollitos de trigo y de espelta.

tortilla de algas

7 huevos orgánicos
3 cucharadas de nata de soya
1 cucharada de tartar de algas
frescas (30 g de cada una:
wakame, dulse, lechuga de mar)
o 1 cucharada de algas secas en
trocitos
2 cucharadas de aceite de canola
2 cucharadas de shoyu
El jugo de 1 limón
Unos ramitos de perifollo
Unas semillas de hinojo
Sal de hierbas

CUALQUIER TEMPORADA

Para preparar el tartar de algas: se lavan, escurren y se pican las algas; luego se añade el aceite de canola, el shoyu, el jugo de limón y el perifollo picadito.

Romper los huevos en un recipiente y batirlos con un tenedor junto con la nata de soya, sal y las semillas de hinojo.

Incorporar las algas al huevo batido y mezclar bien. Las algas sobrantes se guardan en un tarro cerrado en el refrigerador.

Echar un poco de aceite en una sartén antiadherente y hacer la tortilla a fuego lento, durante unos 10 min.

¡TRUCO! La tortilla queda muy bien con una sopa de verduras o un panaché de hojas verdes. También puedes añadirle unas lonchitas de trucha o salmón ahumado.

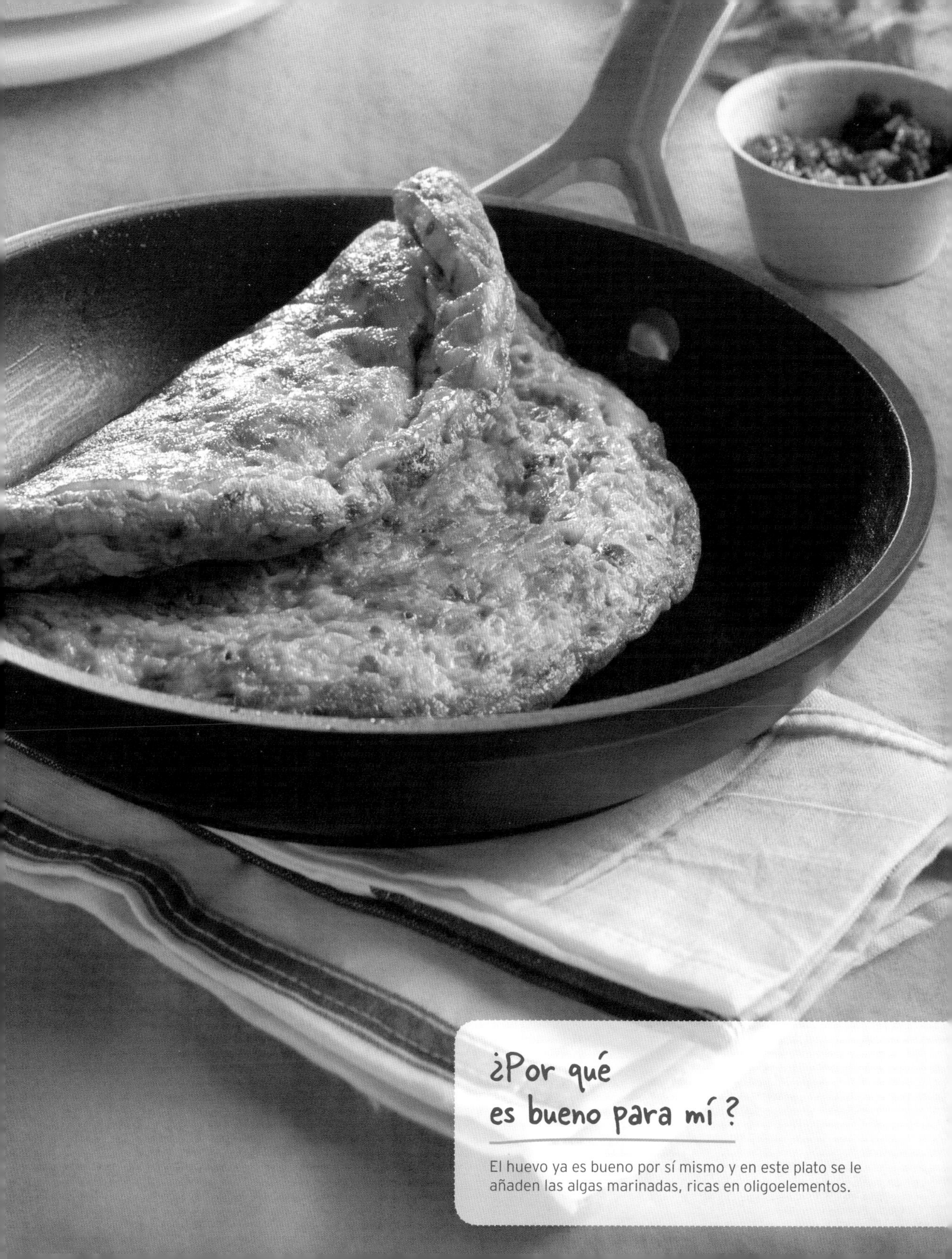

¿Por qué es bueno para mí?

El huevo ya es bueno por sí mismo y en este plato se le añaden las algas marinadas, ricas en oligoelementos.

revuelto
de tofu con calabacines y aceitunas

2 calabacines
1/2 pimiento verde
1 cebollín
10 aceitunas negras
200 g de tofu natural
10 cl de vino blanco
2 cucharadas de aceite de oliva
1/2 cucharadita de semillas de alcaravea
Sal fina sin refinar

PRIMAVERA · VERANO

Lavar y cortar en tiras el pimiento y picar el cebollín; rehogarlos durante 10 min con aceite de oliva, las semillas de alcaravea y sal.

Añadir los calabacines, lavados y rallados, las aceitunas negras troceaditas y remover bien. Incorporar el vino blanco y que cueza a fuego lento, durante 10 min. A continuación, echar el tofu desmigado y con 5 min más de cocción está listo para servir.

¡TRUCO! Puedes acompañar el revuelto con coulis de tomate (ver pág. 200), un panaché de hojas verdes, albahaca y, por qué no, unos trocitos de chorizo.

¿Por qué es bueno para mí ?

El tofu, queso fresco de soya, es un alimento casi completo, sobre todo en lo que se refiere a aminoácidos, y si lo combinas con verduras, el equilibrio alimenticio es perfecto, aunque sea un plato único vegano.

blintz de alforfón

200 g de granos de alforfón sin tostar
1 huevo
1/2 cucharadita de cúrcuma
1 pizca de bicarbonato de sodio
Aceite de oliva
Sal de hierbas

CUALQUIER TEMPORADA

Tostar los granos de alforfón en una sartén, sin nada de grasa, moviéndolos continuamente, durante 5 min, luego cubrirlos con 1 cm de agua y que reposen 15 min, tapados, para que infle el grano. En el procesador, batir los granos con el huevo, la cúrcuma, el bicarbonato y la sal de hierbas necesaria.

Freír varias cucharadas de masa de blintz en una sartén antiadherente, con un poco de aceite, un minuto y medio por cada lado. Los blintz se comen tibios, con queso fresco de cabra y unas nueces.

¿Por qué es bueno para mí?

Los blintz vegetarianos combinan el alforfón (cereal rico en minerales) con huevo.

pasta
con tofu, poros y aceitunas

300 g de pasta integral
(preferiblemente espaguetis
de espelta de grano pequeño)
300 g de poro crudo
3 cucharadas de vino blanco
200 g de tofu natural
1 diente de ajo
12 aceitunas negras
2 cucharadas de aceite de oliva
2 cucharadas de shoyu
6 ramitas de perejil de hoja lisa
Sal fina gris

CUALQUIER TEMPORADA

Lavar el poro, cortarlo en trocitos y saltearlo a fuego lento, con el aceite de oliva y unas pizcas de sal, en un recipiente a medio cubrir, unos 10 min. Sin dejar de remover, añadir el vino blanco. Una vez terminada la cocción, incorporar el tofu desmigado, el ajo, el perejil picado y las aceitunas en trocitos. Rectificar con el shoyu y se deja cocer otros 5 min, añadiendo agua si fuera necesario.

Entretanto, se pone agua a hervir con sal en una cazuela y, cuando hierva, se echa la pasta para que cueza durante 10 min aproximadamente. Escurrir la pasta e incorporar la mezcla de tofu y poros.

¡TRUCO! Esta pasta queda deliciosa con coulis de tomate casero (ver pág. 200) y unos tomates cherry.

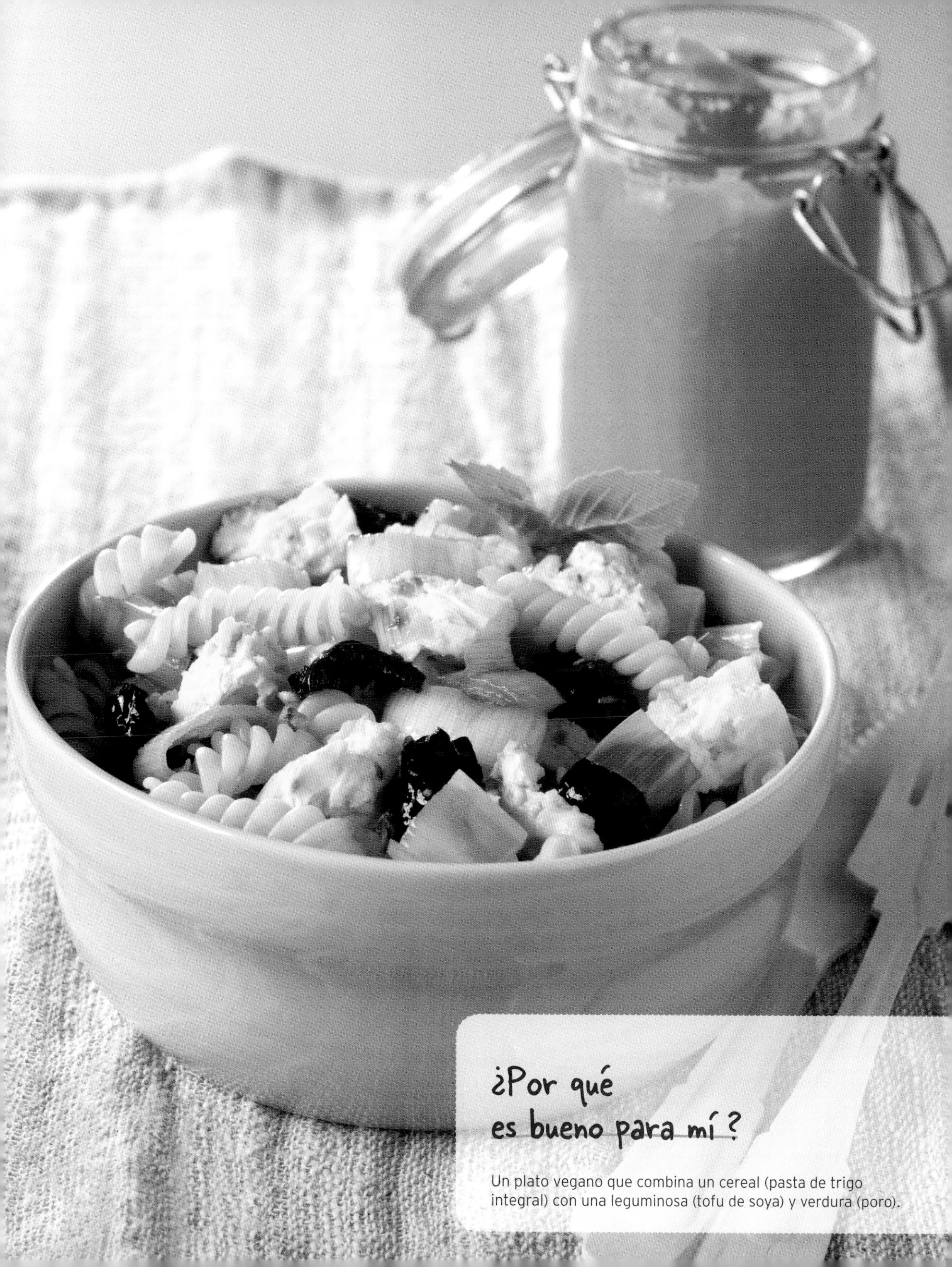

¿Por qué es bueno para mí?

Un plato vegano que combina un cereal (pasta de trigo integral) con una leguminosa (tofu de soya) y verdura (poro).

🕐 preparación **45 min**   🍳 cocción tarta **45 min** [+ precocción de las verduras], fondant **25 min**

tarta de cebolla, zanahoria y tapenade

fondant de chocolate castaña y peras

para 4 personas
3 cebollas
2 zanahorias
2 cucharadas de aceite de oliva
10 cl de vino blanco
1 cubo de caldo de verdura
1 cucharada de tapenade
1 cucharadita de semillas de alcaravea

Para la masa
75 g de harina de trigo T80
75 g de harina de kamut
1 cucharadita de cúrcuma
3 cucharadas de aceite de oliva
1 pizca de sal

para 6 u 8 personas
200 g de chocolate
4 huevos
1 yogur de soya casero (ver pág. 178)
2 peras

2 cucharadas de crema de castaña
2 cucharadas de harina de castaña
5 gotas de aceite esencial de naranja dulce

Para preparar la masa: mezclar las harinas y la cúrcuma, salar y amasar con el aceite de oliva. Por último, añadir 2 o 3 cucharadas de agua para formar una bola de masa. Envolver la bola con plástico adherente y dejar en reposo 20 min, a temperatura ambiente.

Entretanto, se prepara el relleno: pelar y picar las cebollas, pelar y rallar las zanahorias. Saltear las verduras durante 5 min en aceite de oliva con un poco de sal, añadir el vino blanco, en el que previamente se habrá disuelto el cubo de caldo de verduras, y que cueza 10 min, a medio tapar.

Precalentar el horno a 180 °C (th. 6).

Extender la masa con el rodillo y colocarla en un molde. Cubrir la masa con una capa de tapenade, luego verter el relleno y esparcir unas semillas de alcaravea. Con el molde en la parte inferior del horno, para que se haga la masa, hornear unos 30 min.

Precalentar el horno a 150 °C (th. 5).

Derretir el chocolate al baño maría con el aceite esencial. Separar las yemas de las claras de huevo. Agregar las yemas al chocolate y batir muy bien. Añadir el yogur, la crema y la harina de castaña.

Batir las claras a punto de nieve e incorporar poco a poco a la mezcla anterior.

Verter la mezcla en un molde. Pelar la pera, cortarla en láminas y colocarla encima del chocolate. Meter al horno durante 20 min.

¡TRUCO! Sirve cada porción de fondant con una cucharada de yogur de soya con vainilla y espolvorea por encima cacao. Puedes cocinar estos dos platos para toda la familia y lo que sobre llevarlo a la oficina al día siguiente.

OTOÑO • INVIERNO

¿Por qué es bueno para mí?

La fiambrera resulta práctica y económica para comer
equilibradamente y disfrutar también fuera de casa.
Un plato único es muy apropiado para llevar en fiambrera,
pero puedes hacerlo igual con un menú de dos o tres platos,
como en este caso.

⏱ preparación **35 min**   ⧗ marinada y refrigeración **2 h**   ▤ cocción cake **25 min**, agar **2 min**   🥛 **vegetariano**

gazpacho de calabacines y melón

para 4 personas
1 melón
2 calabacines
2 orejones de chabacano

2 cucharadas de vinagre balsámico blanco
3 pizcas de canela
Sal fina sin refinar

Marinar los orejones en el vinagre balsámico durante 1 hora.

Pelar y despepitar el melón, lavar los calabacines y cortar en trozos; pasar por la batidora con los orejones, el vinagre balsámico y un poco de sal. Se sirve muy frío.

agar de chocolate y galletas

para 6 personas
100 g de chocolate
2 gajos de limón confitado con azúcar (ver pág. 196)
50 g de galletas tipo maría

30 cl de leche de espelta
2 g de agar–agar
1 cucharada de puré de anacardo

Picar los gajos de limón.

Diluir el agar–agar en la leche de espelta, poner al fuego y tener 1 min hirviendo sin dejar de remover. Fuera del fuego, añadir el chocolate en trocitos, el limón confitado y el puré de anacardos.

Desmigar las galletas en la base de unos moldes, echar por encima la mezcla del chocolate. Cuando esté tibio, se mete al refrigerador durante 1 hora.

cake de cebolla con aceitunas negras

para 6 personas
60 g de harina de garbanzos
120 g de harina de trigo
3 huevos
15 aceitunas negras
1 cebolla blanca

5 cl de aceite de oliva
6 cl de leche de soya
1 pizca de bicarbonato de sodio
1 manojo de perejil liso
Sal fina sin refinar

Precalentar el horno a 150 °C (th. 5). Picar las aceitunas negras y la cebolla muy finita.

En una ensaladera, mezclar las dos harinas con el bicarbonato y un poco de sal. Hacer un agujero en el centro de la mezcla y echar los huevos y el aceite. Mezclar todo incorporando poco a poco la leche. Añadir las aceitunas, la cebolla y el perejil picado. Rectificar de sal.

Echar la masa en moldes individuales (de esta manera, lo que sobre puedes llevarlo al día siguiente al trabajo) y hornear 25 min.

CUALQUIER TEMPORADA

¿Por qué es bueno para mí ?

Un gazpacho refrescante, un cake vegetariano, además de equilibrado, hecho con harinas de trigo y garbanzo, leche de soya y huevos y, para terminar, un postre de chocolate con leche vegetal.

preparación **40 min**   reposo **30 min**   cocción tarta **30 min**, duraznos **45 min**   vegano

tarta ligera
de pimientos rojos y cebolla con ciruelas

para 4 personas
3 cebollas
1 pimiento rojo
6 ciruelas
2 gajos de naranja
confitados en sal (ver pág. 196)
5 cl de vino rosado
1 pizca de granos de alcaravea

para la masa
50 g de harina de garbanzos
100 g de harina T80
4 cucharadas de aceite de oliva
1 cucharadita de albahaca seca
1 pizca de sal fina sin refinar

Para preparar la masa: mezclar los ingredientes secos, trabajar con el aceite de oliva y formar una bola con la masa, añadiendo unas 3 cucharadas de agua. Se envuelve la bola en plástico adherente para que repose 30 min, a temperatura ambiente.

Pelar y picar las cebollas. Lavar, despepitar y cortar en tiritas el pimiento. Saltear las cebollas y el pimiento en aceite de oliva con los granos de alcaravea, durante 10 min. Cortar las ciruelas en láminas, picar los gajos de naranja confitados e incorporarlos al salteado anterior, removiendo bien. Añadir el vino y que siga cociendo 10 min, a fuego lento, con el recipiente a medio cubrir.

Precalentar el horno a 180 °C (th. 6).

Extender la masa con el rodillo y colocar sobre un molde de tarta, dejando que sobresalga un reborde de unos 2 cm. Se vierten por encima las verduras y se dobla el reborde.

Meter el molde en la parte inferior del horno, durante 30 min.

¡TRUCO! Puedes utilizar almendras y leche de almendras en lugar de las avellanas y la leche de avellanas.

Crema de queso de cabra con pimiento verde

para 4 personas
200 g de queso fresco de cabra
1/4 de pimiento verde

1 diente de ajo
Sal

Pelar y picar el ajo. Lavar el pimiento y cortarlo en tiritas con un cuchillo.

Aplastar el queso de cabra con un tenedor y añadir un poco de sal, si fuera necesario, el pimiento verde y el ajo.

Duraznos con avellana, canela y orejones

para 4 personas
2 duraznos
3 orejones de chabacano
2 cucharadas de avellanas trituradas

10 cl de leche de avellana
Jugo de manzana
1/2 cucharadita de canela en polvo
1 ramita de canela

Precalentar el horno a 150 °C (th. 5). Lavar los duraznos y cortarlos por la mitad, retirando el hueso.

Picar los orejones y mezclarlos con las avellanas trituradas, la leche y la canela en polvo.

Rellenar cada mitad de durazno con una cucharada de la mezcla anterior, colocarlos con el relleno hacia arriba en una fuente de horno, añadir una capa de 1/2 cm de jugo de manzana en la base de la fuente y la rama de canela.

Hornear los duraznos 45 min, rociándolos de vez en cuando, durante la cocción, con el jugo de manzana. Una vez fuera del horno, se vuelven a rociar para que se mantengan brillantes.

PRIMAVERA • VERANO

¿Por qué
es bueno para mí ?

Una tarta dulce y salada que, gracias a sus ingredientes (harinas de trigo y garbanzos, cebolla, pimiento y ciruelas), resulta muy equilibrada. Le acompaña el plato de queso de cabra con pimientos, que es muy fresco y sabroso, además de los duraznos al horno rellenos, un postre riquísimo.

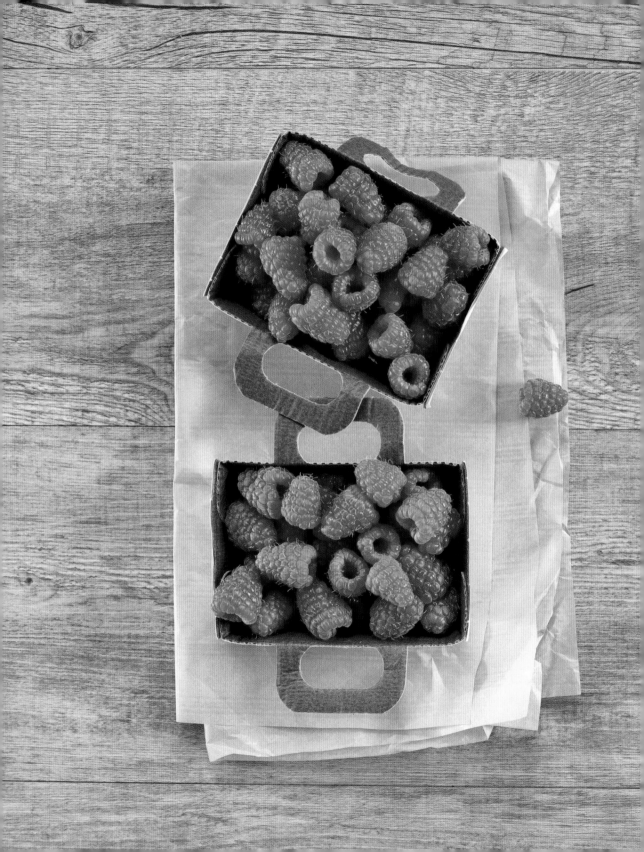

postres

Tan importante como disfrutar en la mesa es que los alimentos sean de buena calidad, ricos en nutrientes y, por tanto, en aromas y sabores. Desde un punto de vista estrictamente nutricional, el postre podría considerarse un plato optativo, si el resto del menú se hubiera elaborado teniendo en cuenta el equilibrio alimentario de nuestra Tríada. Ahora bien, el plato más esperado de una comida suele ser el postre. Con estas recetas y otras que ustedes inventen siguiendo estas pautas, no hay por qué privarse de este placer.

«bizcocho» helado
de chocolate y castaña con avellanas

200 g de puré de castañas natural
200 g de crema de castañas con vainilla
40 g de chocolate oscuro rallado
1 cucharada de puré de avellanas
25 cl de leche de castañas
5 g de agar–agar

Para decorar
50 g de avellanas
50 g de chocolate oscuro
2,5 cl de leche de castaña
1 cucharadita de cacao en polvo
1 cucharadita de canela en polvo

INVIERNO

Poner a hervir el agar–agar en la leche de castaña durante 3 min.

Mezclar el puré y la crema de castañas, añadiéndoles la leche de castañas con el agar. Dividir la crema resultante en dos partes, una de 2/3 de la cantidad y la otra del tercio restante. A los 2/3 se le incorpora el puré de avellanas y a la otra parte, más pequeña, el chocolate rallado.

En un molde redondo o alargado, se vierte primero una capa de la mezcla con el puré de avellanas, luego se echa una segunda capa de la mezcla con chocolate rallado y se termina con otra capa de la mezcla de puré de avellanas. Se tapa el molde con plástico adherente y se mete en el congelador sólo 2 horas (si el bizcocho se prepara con antelación, se refrigera hasta el momento de meterlo en el congelador, 2 h antes de comerlo).

Picar las avellanas con un cuchillo y tostarlas en una sartén, sin nada de grasa, durante 5 min, removiéndolas continuamente.

Justo antes de servir, fundir el chocolate al baño maría con la leche de castaña. Mezclar el caco y la canela.

Desmoldar el bizcocho y, en el momento de servir, verter por encima el chocolate fundido, espolvorear la mezcla de cacao y canela y esparcir las avellanas picadas.

¿Por qué es bueno para mí ?

Si te gustan las castañas, ¡se te hará la boca agua! La castaña es muy rica en nutrientes (casi tanto como los cereales, aunque con menos proteínas) y, además, le añadimos el chocolate oscuro y un fruto seco oleaginoso, la avellana, dos alimentos casi completos. Comerlo con moderación y en función del resto de los platos del menú.

fondant de té Earl grey

150 g de chocolate oscuro para
fundir
1 yogur de leche entera de oveja
2 huevos
3 o 4 cucharadas de té Earl grey
1 cucharadita de arruruz
o de fécula de maíz

CUALQUIER TEMPORADA

Moler el té en un molinillo de café o en un procesador hasta que quede en polvo. Lo que no vaya a utilizarse, se conserva en un tarro bien cerrado, refrigerado. Separar las yemas de las claras de huevo.

Trocear 100 g de chocolate y ponerlos al baño maría hasta que se funda. Fuera del fuego, se añaden la mitad del yogur, las yemas de huevo, la fécula de maíz y un cucharadita del té en polvo.

Batir las claras a punto de nieve e incorporarlas al chocolate. Verter la mezcla en un molde y meterla al horno, precalentado a 150 °C (th. 5), entre 10 y 15 min. Cuando el fundente esté frío, se tapa y se reserva en el refrigerador.

Poner 50 g de chocolate en un recipiente con una cucharada de agua y que funda al baño maría, sin dejar de remover. Mezclar la otra mitad del yogur con 1/4 de cucharadita del té en polvo.

Servir el fondant con el chocolate líquido y la crema de yogur y té.

¡TRUCO! El té en polvo sobrante puedes utilizarlo para perfumar un bizcocho o un panqué.

¿Por qué es bueno para mí?

El chocolate oscuro y un lácteo ligero, aromatizados con té, combinan de maravilla.

fondant versión «Originelle»

200 g de chocolate
4 huevos
1 yogur de leche de soya
(ver pág. 178)
1 cucharada de puré de anacardo
1 cucharada de harina de arroz

CUALQUIER TEMPORADA

Precalentar el horno a 150 °C (th. 5).

Fundir el chocolate al baño maría. Separar las claras de las yemas de huevo e incorporar las yemas al chocolate. Remover con energía y añadir el puré de anacardo, el yogur y la harina tamizada.

Batir las claras a punto de nieve e incorporarlas poco a poco a la mezcla.

Verter la mezcla en un molde y hornear durante 15 min.

¡TRUCO! El puré de anacardo es un buen sustituto de la mantequilla, tanto en un pastel como en una rebanada de pan tostado para desayunar; pruébalo con un poquito de miel, así se equilibran los aportes en ácidos grasos.

¿Por qué
es bueno para mí?

Para los muy golosos, este bizcocho podría convertirse en un equilibrado plato único, de tipo vegetariano, porque combina un cereal (la harina de arroz), con una leguminosa (yogur de soya) y huevos.

mousse de chocolate

200 g de chocolate para fundir
5 huevos
2 cucharadas de agua de azahar

CUALQUIER TEMPORADA

Fundir el chocolate al baño maría durante 5 min.

Separar la claras de las yemas de huevo e incorporar las yemas al chocolate con el agua de azahar, removiendo con energía para que emulsione la mezcla.

Batir las claras a punto de nieve e incorporarlas poco a poco.

Se reserva refrigerada durante 2 horas antes de servir.

¡TRUCO! En lugar de agua de azahar puedes utilizar 5 gotas de aceite esencial de limón o de naranja y acompañar la mousse con gajos de naranja muy bien pelados.

¿Por qué
es bueno para mí ?

Indispensable para los buenos chocolateros. Es una mousse casera muy fácil de hacer y muchísimo más sabrosa que las industriales. El chocolate hay que fundirlo al baño maría para que no se altere su composición.

tarta de coco y chocolate
con té verde matcha

Para la masa
75 g de harina de trigo
75 g de harina de espelta de grano pequeño
50 g de coco rallado
80 g de margarina para cocinar
1 cucharadita de vainilla en polvo

Para la gelatina de matcha
3 g de agar–agar
2 cucharadas de miel
2 cucharadas de té verde matcha

Para la crema de chocolate
200 g de chocolate
25 cl de leche de coco

Para el acompañamiento
40 g de coco rallado
20 cl de nata de soya con vainilla de repostería
1 cucharada de té verde matcha
2 cucharadas de jugo de manzana (o de agua)

CUALQUIER TEMPORADA

Para preparar la masa: se mezclan las harinas, el coco y la vainilla y se amasa todo con la margarina. Añadir unas 3 cucharadas de agua, para formar una bola de masa, que se deja reposar 20 min.

Precalentar el horno a 15 °C (th. 5), si puede ser, sólo con las resistencias. Extender la masa con un rodillo y cubrir con ella un molde de tarta; pinchar con un tenedor y hornear únicamente la masa, durante 20 min.

Para preparar la gelatina de matcha: echar el agar–agar en 40 cl de agua tibia, llevar a ebullición y, sin dejar de remover, dejar que hierva durante 2 min. Fuera del fuego, añadir la miel y el té matcha. Mezclar bien, pasar a una ensaladera y remover de vez en cuando hasta que se enfríe un poco. Luego, verter la mezcla, colándola, sobre la base de la tarta y reservar refrigerada, durante 20 min, hasta que la gelatina esté firme.

Para preparar la crema de chocolate: fundir el chocolate al baño maría. Fuera del fuego, añadir la leche de coco, mezclar, verter sobre la gelatina de matcha y dejar reposar al frío durante 30 min.

En una sartén, sin nada de grasa, tostar el coco a fuego bajo, unos 5 min, removiéndolo continuamente. Se reserva.

Mezclar la nata de soya con vainilla, el té y el jugo de manzana y remover con un batidor hasta que quede muy lisa.

Cada porción de tarta se sirve con la crema de vainilla y el coco tostado esparcido por encima.

¿Por qué
es bueno para mí ?

Los distintos nutrientes y sabores del chocolate oscuro se alían con el delicioso coco.

compota
versión «Originelle»

1 kg de manzanas
20 cl de jugo de manzana y pera

OTOÑO • INVIERNO

Lavar muy bien las manzanas, lo mejor es con un cepillo de fibra vegetal, y cortarlas en trocitos sin pelar, con el corazón y las pepitas: sólo se les quita el rabito.

Batir las manzanas con el jugo y pasar la compota por un pasapuré o colador de malla fina, para eliminar los restos de piel y pepitas, que resultarían desagradables en la boca. Se guarda en el refrigerador.

¡TRUCO! Otra receta parecida: se trocean las manzanas (o cualquier fruta: pera, plátano, potimarrón...), retirando la parte dura del corazón, se cuecen en un fondo de jugo de manzana con alguna especia y se sirven tal cual, sin triturar, o acompañadas con algún otro dulce, o con un yogur.
Puedes jugar con los sabores de la compota añadiendo especias (canela, anís estrella) o frutos secos rallados o en trocitos (uvas pasa, orejones, ciruelas pasa, higos, dátiles).

¿Por qué
es bueno para mí ?

Se acabó el incordio de pelar y vaciar las manzanas para
elaborar una compota rica en nutrientes protectores (pectina
y otras fibras, antioxidantes...), ahora contamos con la
batidora.

milhojas
de manzanas y dátiles

1 o 2 manzanas

Para la crema de tofu
200 g de tofu
10 cl de jugo de manzana
5 dátiles
1 pizca de vainilla en polvo

**Para la crema de soya,
vainilla y coñac**
4 cucharadas de nata de soya con
vainilla de repostería
3 cucharadas de jugo de manzana
1 cucharada de coñac

OTOÑO • INVIERNO

En un procesador de cocina se mezclan todos los ingredientes de la crema de tofu: el tofu, la vainilla, el jugo de manzana y los dátiles deshuesados.

Lavar las manzanas y partirlas por la mitad, quitarles el corazón y cortar cada parte en láminas finas con una mandolina. Mojarlas con limón para evitar que se oxiden.

Montar una milhojas por cabeza, de tres pisos cada una, alternando una lámina de manzana y 1 cucharadita de crema de tofu. Guardar en el refrigerador.

En un bol, echar la nata de soya y vainilla, el jugo de manzana, el coñac y batir a mano.

Servir el milhojas con una cucharada de la crema de soya y coñac.

¿Por qué
es bueno para mí?

Es un plato vegano, equilibrado, porque combina el tofu de soya con dos frutos ricos en fibra y micronutrientes: la manzana y el dátil.

manzanas al horno
con nueces, castañas y orejones

2 manzanas
4 orejones de chabacano
2 cucharadas de nueces peladas
140 g de crema de castaña
4 cucharadas de jugo de manzana
1 pizca de anís estrella en polvo
1 rama de canela
1 anís estrella entero
1 cucharada de mermelada de chabacano

`OTOÑO • INVIERNO`

Precalentar el horno a 150 °C (th. 5).

Lavar y cortar muy finito los orejones y picar las nueces con un cuchillo. Mezclar los orejones con las nueces, el anís estrella en polvo y 50 g de crema de castaña, a la que se habrá añadido 1 cucharada de jugo de manzana.

Cortar las manzanas por la mitad, longitudinalmente, quitarles los extremos con una pequeña incisión, retirar la parte dura del corazón y hacer un hueco en el centro de cada mitad, con un pelador o un sacabolas. Se rellenan los huecos con la preparación anterior.

Colocar las manzanas en una fuente de horno, con el relleno hacia arriba, y verter sobre la fuente el resto de jugo de frutas y 3 cucharadas de agua; añadir la canela en rama y el anís estrella entero.

Asar en el horno durante 45 min, rociando de vez en cuando las manzanas. Una vez fuera del horno, hay que seguir rociándolas para que mantengan una película brillante.

Como acompañamiento, batir el resto del puré de castaña con la mermelada de chabacano y un poco de jugo de la cocción.

Servir las manzanas tibias con la mezcla de puré de castaña, mermelada y jugo.

¡TRUCO! Este postre tiene múltiples variantes: con avellanas y dátiles, con coco y uvas pasas... Prueba a perfumarlo con aceites esenciales.

¿Por qué es bueno para mí?

Por una parte, es un concentrado de frutas frescas y secas; por otra, la canela y el anís estrella le realzan el sabor.

tarta de plátano y frambuesa

7 plátanos
100 g de frambuesas
20 cl de leche de soya con vainilla
1 cucharada de arruruz

Para la masa
75 g de harina de espelta de grano pequeño
75 g de harina de trigo T80
70 g de margarina vegetal
1 cucharadita de canela en polvo

VERANO

Se mezclan las harinas, la canela y se trabajan con la margarina y unas 3 cucharadas de agua, hasta formar la masa, que se deja en reposo durante 30 min.

Precalentar el horno a 180 °C (th. 6), sólo con las resistencias.

Extender la masa y colocar sobre un molde de tarta.

Aplastar las frambuesas con un tenedor y esparcirlas sobre la masa.

Pelar los plátanos y batirlos en el procesador con la leche y el arruruz. La mezcla se reparte sobre la tarta.

Hornear durante 45 min, en la parte inferior del horno.

¡TRUCO! Es importante cocer la tarta en el horno sin ventilador, para que la mezcla de plátano no se infle y conserve la textura de flan.

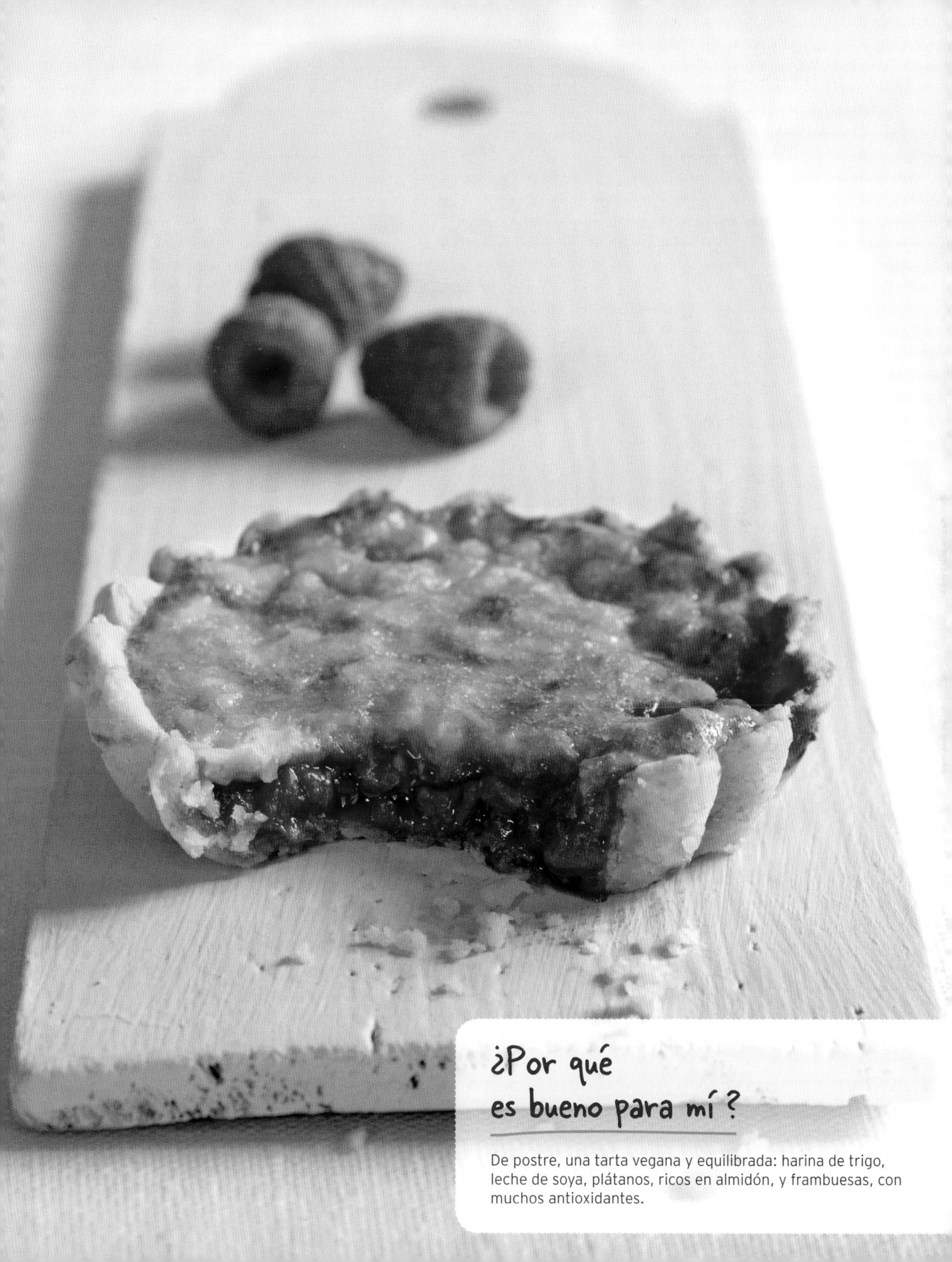

¿Por qué es bueno para mí?

De postre, una tarta vegana y equilibrada: harina de trigo, leche de soya, plátanos, ricos en almidón, y frambuesas, con muchos antioxidantes.

tarta abriochada
de manzana, chabacano y almendras

4 o 5 manzanas
6 orejones de chabacano
40 g de almendras

Para la masa
100 g de harina de espelta de
grano pequeño
100 g de harina de trigo T 80
1/2 bolsita de levadura de
panadería
30 g de azúcar rubia
3 cucharadas de aceite de oliva
1 huevo
10 cl de leche de almendras
(o agua)

OTOÑO • INVIERNO

Para preparar la masa: mezclar las harinas, la levadura y el azúcar, añadir el aceite de oliva, el huevo y la leche de almendras hasta formar una bola, que se amasará unos 3 min. Luego dejar en reposo durante 1 h cerca de una fuente de calor y tapada con un paño, para que suba.

Extender la masa sobre un molde y dejar de nuevo en reposo, cubierta, 45 min, para que siga subiendo.

Cuando la masa lleve 30 min en reposo, se precalienta el horno, a 150 °C (th. 5). Se lavan, pelan y rallan los cuartos de manzana, se lavan y pican los orejones, y se trituran las almendras.

Mezclar las manzanas y los orejones, repartirlos sobre la masa y, a continuación, espolvorear la almendra. Hornear durante 45 min, en la parte inferior del horno, a fuego moderado.

¿Por qué es bueno para mí?

La tarta abriochada contiene una delicada combinación de sabores, que proceden de tres categorías de frutos: fresco (manzana), seco (orejones) y oleaginoso (almendras).

tarta de ruibarbo
con hojuelas de avena y almendra

300 g de ruibarbo
3 cucharadas de azúcar rubia
1 cucharada de arruruz
1 cucharada de puré de almendras
1 cucharadita de miel

Para la masa
100 g de harina de espelta de grano pequeño
40 g de hojuelas de avena
30 g de almendra molida
80 g de margarina
1 cucharadita de canela en polvo

PRIMAVERA • VERANO

Para preparar la masa: mezclar las hojuelas con la almendra molida, la harina y la canela, trabajar todo con la margarina y añadir 4 cucharadas de agua para formar la masa. Una vez formada, se deja en reposo durante 20 min, a temperatura ambiente.

Entretanto, se pela el ruibarbo, se cortan los tallos y se rehogan con el azúcar, a fuego lento, unos 10 min. Precalentar el horno a 150 °C (th. 5).

Extender la masa con un rodillo, colocar sobre un molde de tarta y pinchar con un tenedor. Se hace la masa al horno, sin ventilador, durante 10 min. Sacar la masa del horno, esparcir el arruruz y añadir la compota de ruibarbo por encima. Meter al horno otros 10 min. Desmoldar la tarta y conservar en el refrigerador.

Para acompañar se hace una crema de almendra, mezclando el puré de almendra con la miel y 3 cucharadas de agua.

¿Por qué es bueno para mí ?

Contiene dos ingredientes energéticos -las hojuelas de avena y las almendras- y una verdura, el ruibarbo, rica en fibra y minerales, que se adapta bien a los postres, por su punto ácido en contraste con el dulzor del azúcar.

Dulce
de chocolate y avellanas con agar-agar

100 g de chocolate
40 cl de leche de avellana
1 gajo de limón confitado con azúcar (ver pág. 196) o una cucharadita de cáscara de limón natural
2 g de agar-agar
1 puñado de avellanas
1 cucharada de puré de avellanas
1 cucharadita de jarabe de arroz

CUALQUIER TEMPORADA

Trocear el chocolate e introducirlo en una ensaladera. Picar el limón confitado.

Poner la leche al fuego y, cuando esté templada, echar el agar-agar y que hierva durante 2 min, sin dejar de remover. A continuación, verter esta mezcla sobre el chocolate, para que se funda, y añadir el limón confitado.

Echar el preparado en recipientes individuales y, una vez frío, reservar en el refrigerador.

Picar las avellanas y tostarlas en una sartén, sin nada de grasa, durante 5 min.

Para la crema de avellana: mezclar el puré de avellana con el jarabe de arroz y diluirlo con 3 cucharadas de agua.

Servir el dulce con la crema de avellanas y las avellanas tostadas esparcidas.

¿Por qué es bueno para mí?

El agar–agar es un espesante que procede de las algas y aporta una textura cremosa a los preparados. En este caso, facilita la fusión de los sabores complementarios del chocolate y la avellana. También el arrurruz es un espesante que se extrae de las raíces de algunas plantas.

tarta de higo y potimarrón

200 g de calabaza potimarrón
6 higos frescos
1 huevo
1 cucharada de puré de avellanas
4 cucharadas de azúcar de caña
integral

Para la masa
100 g de harina de trigo T80
70 g de harina de centeno T80
20 g de avellana molida
60 g de margarina
2 cucharadas de aceite de avellana
1/2 cucharadita de canela en polvo

OTOÑO · INVIERNO

Lavar y cortar en trocitos el potimarrón, sin pelar, y cocerlo durante 10 min en un recipiente tapado, con un fondo de agua. Reservar.

Para preparar la masa: mezclar las dos harinas, la avellana molida, la canela y trabajar con la margarina y el aceite de avellana. Por último se añaden 3 cucharadas de agua para formar la masa y que repose 20 min.

Entretanto, se precalienta el horno a 150 °C (th. 5) y se prepara el relleno: se bate el potimarrón con el huevo, el puré de avellanas y 2 cucharadas de azúcar.

Extender la masa, colocarla sobre un molde de tarta y verter encima el relleno. Cortar los higos en dos y distribuirlos sobre la tarta con la cara cortada hacia arriba.

Hornear durante 30 min. 10 min antes de sacar la tarta del horno, espolvorear el azúcar de caña restante.

La tarta se sirve templada con una crema de avellana (1 cucharada de puré de avellana, mezclada con 1 cucharadita de jarabe de arroz y con 3 cucharadas de agua), por ejemplo.

¿Por qué
es bueno para mí ?

Se trata de una tarta vegetariana equilibrada, que puede
ser un plato único, rico en nutrientes protectores. Con el
potimarrón se pueden hacer unos postres deliciosos.

postre de galleta,
plátano y fresa con leche de coco

3 plátanos
100 g de fresas
30 cl de leche de coco
8 galletas de coco
2 g de agar–agar
1 pizca de canela en polvo

PRIMAVERA • VERANO

Diluir el agar–agar en la leche de coco, añadir la canela y llevar al fuego para que hierva durante 2 min, sin dejar de remover.

Pelar los plátanos y aplastarlos con un tenedor. Echar la leche sobre los plátanos y mezclar.

Las fresas, una vez lavadas, se cortan en 4 trozos.

En el fondo de unos recipientes individuales, hacer una base con las galletas desmigadas, verter la leche por encima y colocar 3 o 4 trozos de fresas en cada uno. Se dejan refrigerados 30 min para que asienten.

¡TRUCO! Este postre queda muy rico con un coulis de chocolate (50 g de chocolate fundido al baño maría con 2 cucharadas de leche de coco).

¿Por qué es bueno para mí?

Esta combinación de frutas, con la deliciosa leche de coco, admite muchas variantes.

postre
de castañas y frambuesa con agar-agar

100 g de frambuesas
40 cl de leche de soya con vainilla
2 cucharadas de crema de castaña
1 cucharada de mermelada de
arándanos
1 cucharadita de vainilla en polvo
2 g de agar-agar

PRIMAVERA • VERANO

Diluir la crema de castaña y la mermelada con 3 cucharadas de leche de soya.

Poner al fuego el resto de leche con vainilla y, cuando esté templada, añadir el agar-agar y llevar a ebullición durante 2 min.

Incorporar la leche en la mezcla de castaña, verter en unos moldes individuales de silicona y dejar que cuaje en el refrigerador durante 30 min.

¡TRUCO! Para darle una nota de frescura a este postre, añade unas frambuesas frescas aplastadas con un tenedor.

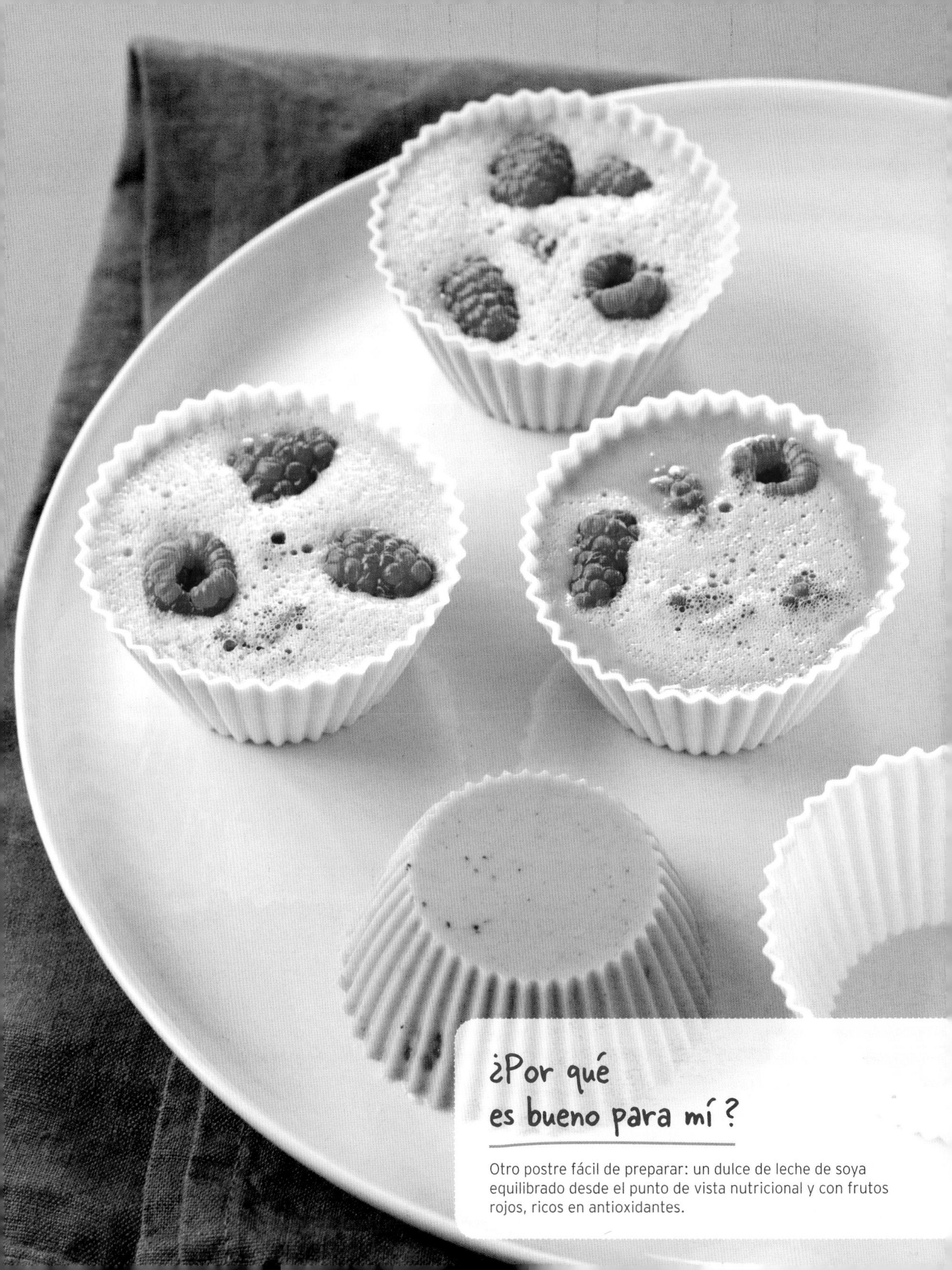

¿Por qué es bueno para mí?

Otro postre fácil de preparar: un dulce de leche de soya equilibrado desde el punto de vista nutricional y con frutos rojos, ricos en antioxidantes.

clafoutis de frambuesa

250 g de frambuesas
3 huevos
80 g de azúcar de caña integral
50 g de harina de maíz
25 cl de leche de soya con vainilla
20 g de almendras trituradas
(optativo)
3 cucharadas de puré de almendras
1 cucharada de arruruz
1 vaina de cardamomo
2 cucharadas de jarabe de agave

PRIMAVERA • VERANO

Precalentar el horno a 180 °C (th. 6).

Batir los huevos con 60 g de azúcar, añadir el puré de almendras, la harina de maíz, el arruruz y, por último, incorporar la leche. Verter la mezcla en un molde y agregar 150 g de frambuesas.

Hornear durante 10 min, a continuación, espolvorear el resto del azúcar y las semillas de cardamomo mezcladas con las almendras trituradas y meter de nuevo al horno, otros 25 min.

Para acompañar al clafoutis se bate en un procesador o una batidora el resto de las frambuesas con el jarabe de agave hasta obtener un coulis.

¡TRUCO! Este plato puedes comerlo templado, recién hecho, o frío al día siguiente.

¿Por qué es bueno para mí?

El clafoutis de frambuesa con almendras es una receta tradicional, pero en este caso hemos utilizado leche de soya, en lugar de leche de vaca, y así resulta un postre más equilibrado y digestivo.

compota
de pera con limón confitado

3 peras Williams
o conferencia
2 gajos de limón confitado con
azúcar (ver pág. 196)
15 cl de jugo de pera
1 cucharada de kudzu o de arruruz

OTOÑO • INVIERNO

Pelar las peras si son conferencia, las Williams no hace falta, y cortarlas en cuatro trozos, retirando la parte dura del corazón. Cada trozo se corta en laminitas. Picar el limón confitado.

Cocer las peras con el limón confitado en 10 cl de jugo de pera durante 15 minutos, a fuego lento, con el recipiente a medio tapar. Cuando esté terminando la cocción, mezclar el arruruz o el kudzu con 5 cl de jugo de pera, añadir a la cazuela de las peras, remover rápidamente y retirar del fuego.

La compota se sirve templada o fría, con una bola de helado y, para los más golosos de la casa, con un coulis de chocolate.

¿Por qué es bueno para mí ?

Se trata de una receta perfecta: la cocción ligera hace más digestiva la piel de la fruta y así podemos beneficiarnos de todos sus aportes: la piel contiene más fibras y micronutrientes que la pulpa.

pastel de zanahoria

300 g de zanahorias
1/2 vaso de jugo de manzana
60 g de pepitas de calabaza
2 huevos
50 g de azúcar de caña roja
50 g de miel
60 g de harina de trigo T80
40 g de hojuelas de avena
2 cucharadas de aceite de girasol oleico
1 cucharadita de bicarbonato
1 pizca de anís estrella en polvo

CUALQUIER TEMPORADA

Pelar y rallar las zanahorias, luego pocharlas en el aceite de girasol con el anís estrella durante 10 min, en una cazuela a medio cubrir. Para facilitar la cocción se añade el jugo de manzana a los 5 min.

Precalentar el horno a 150 °C (th. 5).

Triturar las pepitas de calabaza.

Batir los huevos con el azúcar y la miel, añadir la harina, las hojuelas, las pepitas de calabaza, el bicarbonato y, por último, incorporar las zanahorias.

Verter la mezcla en un molde y hornear 30 min. El pastel se sirve frío o templado.

¡TRUCO! Puedes completar el pastel con un coulis de miel y aceite de pepitas de calabaza tostadas: mezcla 1 cucharadita de miel con 1 cucharada de pepitas de calabaza.

¿Por qué
es bueno para mí ?

Un ejemplo de cómo elaborar un postre rico, energético
y saludable con una verdura. Este pastel nos aporta las
propiedades antioxidantes de la zanahoria y las medicinales
(digestivas, genitourinarias) de las semillas de calabaza.

granola
de plátano y durazno con ciruelas y coco

3 plátanos
3 duraznos
100 g de ciruelas pasas
120 g de hojuelas de avena
pequeños
60 g de coco rallado
60 g de manteca de coco
o margarina
3 cucharadas de jarabe de arroz
1 pizca de anís estrella en polvo

VERANO

Pelar los plátanos, lavar los duraznos y trocear las dos frutas. Llevar-
las a una fuente de horno y precocerlas en el horno a 150 °C (th. 5)
durante 15 min, con la fuente tapada.

Reservar el jugo de la cocción.

En una sartén, derretir la margarina, añadir las hojuelas de avena, el
coco y el anís estrella. Cortar en láminas las ciruelas e incorporarlas a
la mezcla.

Diluir el jarabe de arroz con el jugo de la cocción y 3 cucharadas de
agua, echar el líquido en la sartén y revolver bien.

Repartir el preparado por encima de la fruta, esparciéndolo bien,
y hornear a 150 °C (th. 5), durante 30 min.

Se come frío o templado, para desayunar, para merendar o de postre.

¡TRUCO! Puedes variar las frutas y combinar: peras + manzanas + higos secos + nuez + canela; o chabacanos + duraznos +
almendras + orejones de chabacano + vainilla.

¿Por qué es bueno para mí ?

Las hojuelas de avena y el coco rallado son una buena base para una deliciosa combinación de frutas; en este caso tenemos unos jugosos duraznos, unos plátanos amiláceos y unas ciruelas pasas suaves, pero puedes variar las frutas y utilizar las de cada temporada.

pan perdido
de leche de almendras y su coulis

4 rebanadas de pan duro
1 huevo
25 cl de leche de almendras
50 g de almendras
2 cucharadas de puré de almendras
2 cucharaditas de mermelada de
arándanos
1 cucharada de margarina (o aceite
de girasol)
1/2 cucharadita de canela en polvo

VERANO

En un plato hondo, batir el huevo con la leche de almendras y la canela.

Triturar muy finitas las almendras.

Mezclar el puré de almendras con la mermelada de arándanos y diluir con una cucharada de agua.

Empapar primero las rebanadas de pan en la leche y luego rebozarlas en la almendra triturada.

En una sartén, derretir una cucharadita de margarina y dorar ligeramente el pan por ambos lados. Conforme se vayan haciendo las rebanadas, se irá añadiendo la margarina necesaria.

Servir las tostadas calientes con un chorrito del coulis de almendras y arándanos, añadiendo unas frutas rojas, como frambuesas, arándanos o moras.

¿Por qué es bueno para mí?

Ahora ya sabes cómo utilizar el pan del día anterior: puedes hacer un postre exquisito, siempre que tengas leche de almendra en la despensa.

arroz con leche con cerezas
y limón confitado

170 g de arroz de grano redondo
1.5 l de leche de arroz
200 g de cerezas
2 gajos de limón confitado con
azúcar (ver pág. 196)
3 cucharadas de jarabe de agave
2 cucharadas de puré de almendra
blanca
1 vaina de vainilla

PRIMAVERA • VERANO

Aclarar el arroz dos veces y cocerlo con la vainilla partida en la leche de arroz a fuego lento, con el recipiente a medio cubrir, durante unos 30 min. A los 20 min de cocción, se añade el jarabe de agave y los gajos de limón confitado, picaditos. Cuando el preparado esté frío, se reserva en el refrigerador.

Lavar las cerezas y quitarles los huesos.

Verter el arroz con leche en unos recipientes individuales y añadir en cada uno dos o tres cerezas.

Batir el resto de las cerezas con el puré de almendra y, en el momento de servir, incorporarlo a cada recipiente.

¿Por qué
es bueno para mí ?

Arroz con leche ; de arroz; muy digestivo y, en este caso, condimentado con limón y cerezas. Puedes variar las frutas a tu gusto. El coulis que acompaña al arroz es muy fácil de hacer con una batidora.

tejas de naranja y coco

2 claras de huevo
35 g de azúcar rubia
30 g de harina de trigo T 80
30 g de coco rallado
35 g de margarina
1 gajo de naranja confitada con
azúcar (ver pág. 196)

CUALQUIER TEMPORADA

Precalentar el horno a 150 °C (th. 5).

Picar el gajo de naranja confitado.

Montar las claras a punto de nieve, añadiendo poco a poco el azúcar. Una vez montadas, incorporar con cuidado la harina tamizada y el coco. Derretir la margarina y verterla lentamente a la mezcla anterior. Por último, agregar la naranja picadita.

Extender una cucharadita de masa, a intervalos regulares, sobre un papel vegetal y hornear 10 min.

¿Por qué
es bueno para mí ?

Unas tejas ligeras con delicados aromas exóticos.

fondue de chocolate con cerezas

500 g de cerezas
100 g de almendras
100 g de chocolate
8 cl de leche de almendras

PRIMAVERA • VERANO

En el horno precalentado a 150 °C (th. 5), tostar las almendras durante 20 min y, a continuación, picarlas sobre una tabla con un cuchillo.

Fundir el chocolate con la leche de almendras al baño maría.

Lavar las cerezas sin quitarles el rabito.

Empapar las cerezas primero en el chocolate y después pasarlas por las almendras trituradas. Hay que comerlas inmediatamente, con el chocolate aún fundido.

¡TRUCO! Puedes sustituir las cerezas por fresas conservando el pedúnculo.

¿Por qué
es bueno para mí?

Cualquier otro tipo de fruta quedará igual de rica cubierta de chocolate y almendras.

crema espumosa
de limón

8 limones
4 huevos
100 g de azúcar rubia

CUALQUIER TEMPORADA

Pelar un limón, reservando la cáscara, y exprimir el resto.

En una cazuela, mezclar el jugo de los limones, los huevos, la cáscara de limón y el azúcar. Poner la cazuela a fuego bajo y batir con fuerza hasta que el preparado triplique su volumen. Cuando haya subido, se retira inmediatamente del fuego (es importante que no hierva) y se deja enfriar.

¡TRUCO! Esta crema queda muy rica con un panqué o unas galletas.

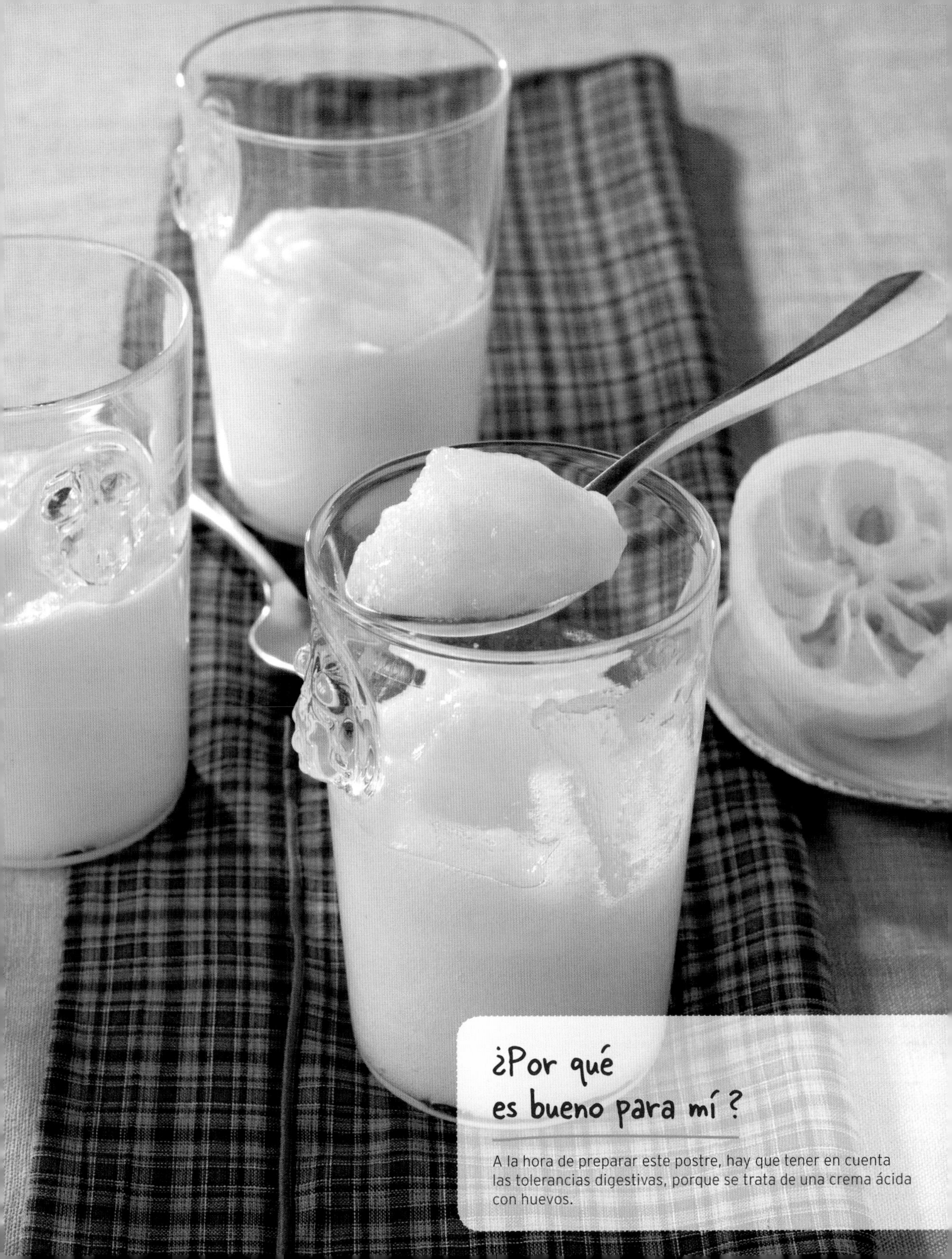

¿Por qué es bueno para mí?

A la hora de preparar este postre, hay que tener en cuenta las tolerancias digestivas, porque se trata de una crema ácida con huevos.

panqué
de vainilla y limón, al aceite de oliva

4 huevos
200 g de harina T80
10 g de sémola de trigo fino
integral
100 g de azúcar de caña
100 g de aceite de oliva
1 vaina de vainilla
3 gajos de limón confitado con
azúcar (ver pág. 196)
1/2 cucharadita de bicarbonato

CUALQUIER TEMPORADA

En un recipiente hondo, echar los huevos, añadir el azúcar y batir enérgicamente con un batidor de mano hasta que el preparado adquiera un color blanco. A continuación, incorporar la harina, la sémola, el bicarbonato, el aceite de oliva, los granos de la vainilla y los gajos de limón confitado, picaditos. Verter la masa en un molde y hornear durante 30 min, a 150 ºC (th. 5).

Se sirven con una crema de limón (ver pág. 154).

¡TRUCO! Puedes alternar las harinas y combinar harina de centeno con harina de arroz, o harina de centeno con harina de maíz. La harina de centeno tiene una textura más pegajosa, las de arroz y maíz son más secas, por eso, juntas se equilibran y te permiten descubrir otros cereales.

¿Por qué es bueno para mí?

Te ayuda a descubrir distintas harinas de cereales que pueden mezclarse con huevo.

tarta de reyes

Para la masa

150 g de harina de espelta de
grano pequeño
50 g de harina de castaña
100 g de harina de trigo T80
1 pizca de vainilla en polvo
1 bolsita de levadura de panadería
50 g de azúcar de caña rubia
Unas 4 cucharadas de leche
de almendras
3 cucharadas de aceite de oliva
2 huevos

Para el relleno

200 g de compota de manzana
(ver pág. 118)
200 g de almendras
2 cucharadas de miel
1 cucharada de puré de almendra
blanca
1 cucharada de leche de almendras
para dorar

INVIERNO

Para preparar la masa: mezclar todos los ingredientes secos, echar
los huevos y el aceite de oliva y amasar con las manos, añadiendo la
leche de almendras, hasta formar una bola.

Dejar reposar la masa, durante 1 h, cubierta, junto a una fuente de
calor.

Para preparar el relleno: tostar 100 g de almendras en el horno,
precalentado a 150 °C (th. 5), durante 20 min y luego molerlas.
Mezclar la compota con la almendra molida, la miel y el puré de
almendras.

Para montar la tarta de reyes: dividir la masa en dos partes y extender
cada una, dándole forma redondeada. Colocar una mitad de masa
en una fuente de horno, sobre papel vegetal, y extender por encima
el relleno, dejando 1 cm de contorno libre. Superponer la otra mitad
de masa y unir las dos mitades, doblando la masa sin relleno con los
dedos. Dibujar con un cuchillo unos cuadrados sobre la tapa y hacer
un agujerito en medio.

Verter un poquito de leche de almendra por encima de la tarta, antes
de meterla al horno, y dejar que cueza durante 40 min aproximadamente.

¿Por qué es bueno para mí?

Se trata de una tarta vegetariana, rellena de crema de almendras y manaza que, desde el punto de vista nutricional, podría considerarse un plato único.

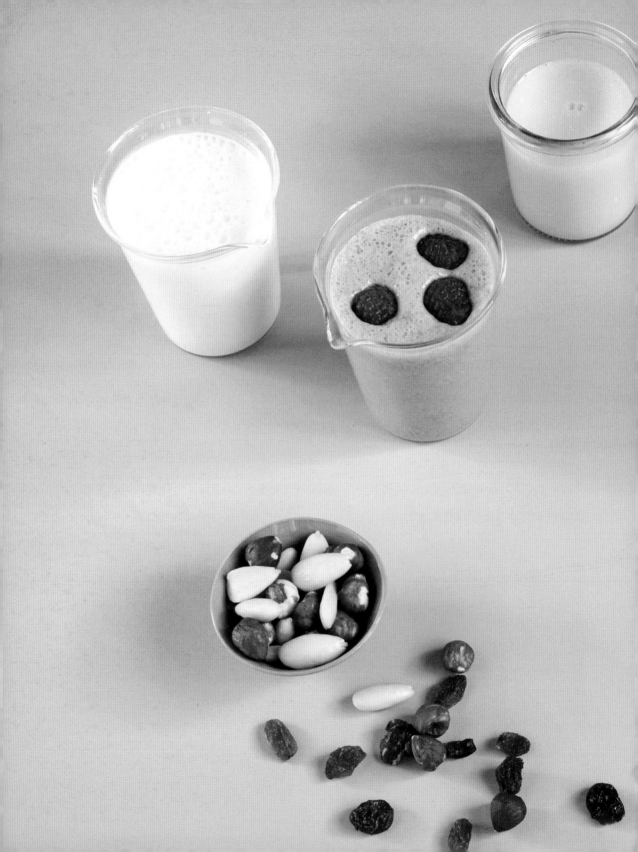

aperitivos
& tentempiés

Cuando sintamos un agujero en el estómago, recordemos las propiedades nutritivas y los deliciosos sabores de ingredientes como las **leches vegetales** (soya, almendra, coco, castaña, arroz, quinua), que vienen muy bien en esos momentos, porque son más digestivas que la leche de vaca y más equilibradas, sobre todo, en ácidos grasos insaturados. Además, sus sabores sutiles las convierten en ingredientes muy adecuados para cocinar y dar sabor.

También son muy apropiados los **cereales** en hojuelas, porque con ellos podemos elaborar un tentempié ligero, pero muy saludable desde el punto de vista nutricional.

La **castaña** (en harina, leche, puré o crema), el coco (rallado o la leche de coco) y los frutos oleaginosos (avellana, nuez, almendra), son unos ingredientes que hay que tener en cuenta por la calidad de sus sabores y su riqueza nutritiva.

El **té verde** (matcha) tiene unas extraordinarias propiedades aromáticas y medicinales –regula las grasas circulantes y refuerza el sistema inmunitario– y es muy fácil incorporarlo en cualquier preparación.

Por último, imposible dejar de mencionar el **chocolate** oscuro (por lo menos 70% de cacao); si se come con moderación, une placer y cualidades nutricionales.

quinua con manzanas
y limón confitado

1 manzana
1 gajo de limón confitado con
azúcar (ver pág. 196)
15 cl de leche de quinua
De 30 a 35 g de hojuelas de quinua
Unas virutas de coco

OTOÑO • INVIERNO

Picar el limón confitado.

En un cazo poner a calentar la leche de quinua con el limón confitado picado e incorporar el coco. Retirar del fuego para que inflen las hojuelas y dejar enfriar. Entretanto, se lava la manzana y se ralla sin pelar, si la piel es fina (si no, se pela), se añade a la mezcla anterior y se come con un chorrito de miel.

ALTERNATIVA En lugar del limón confitado, puedes utilizar, por ejemplo, cáscara de limón y una cucharada de uvas pasas, o alguna especia como la canela o el anís estrella.
Elabora esta receta con fruta de temporada: durazno, piña...

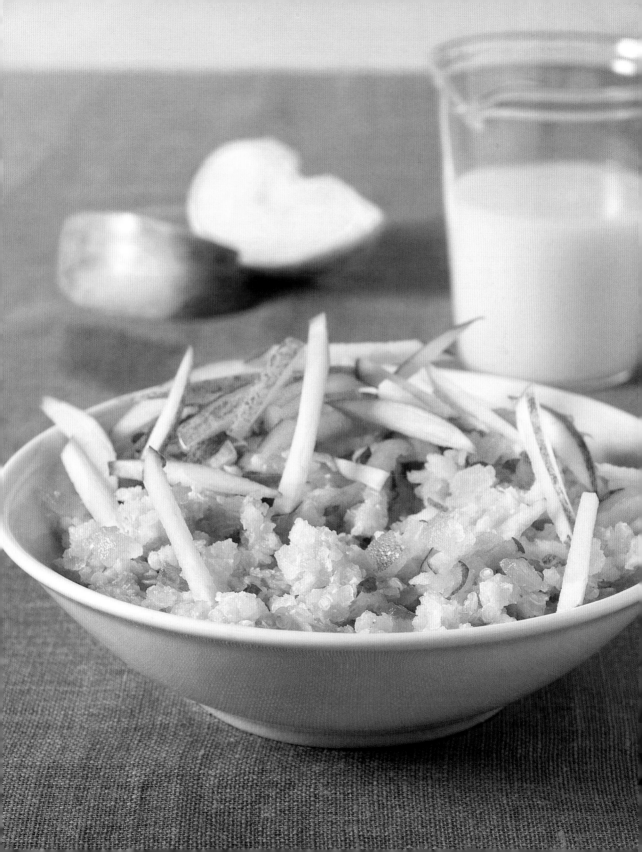

crema al minuto
de té verde matcha

30 cl de nata de soya con vainilla
1 gajo de limón confitado con
azúcar (ver pág. 196) o dos gotas
de aceite esencial de limón, o 1
cucharadita de cáscara de limón
1 cucharada de té verde matcha
2 cucharadas de jugo de manzana

CUALQUIER TEMPORADA

Picar el limón confitado.

En un cuenco, mezclar con un batidor, a mano, la nata de soya con vainilla, el té verde, el jugo de manzana y el limón picado.

El té verde hace grumos, pero si se deja que la mezcla repose se disolverán. Se reserva refrigerado al menos 30 min antes de tomarlo.

¡TRUCO! Acompaña esta crema con un panqué de limón (ver pág. 156).

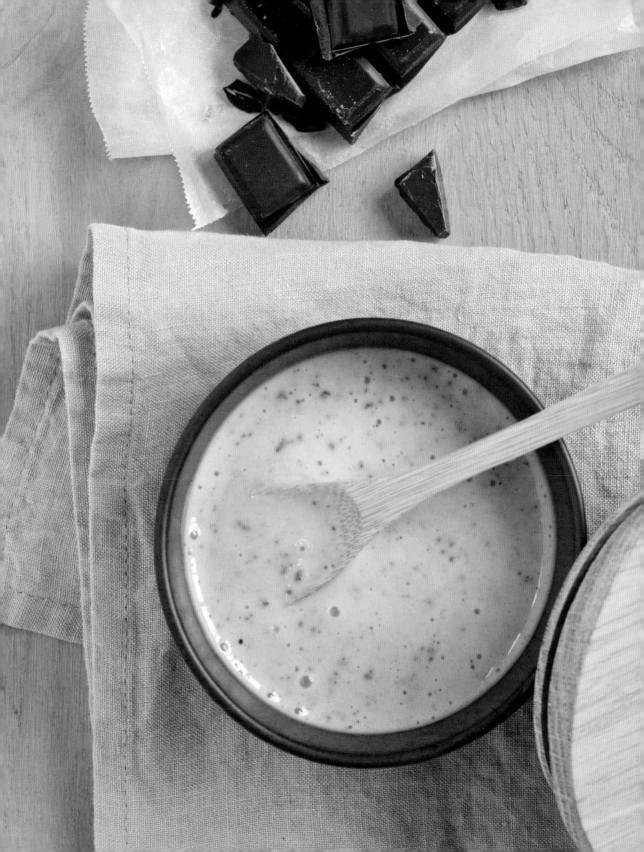

crema de yogur
con avellanas y jengibre

1 yogur de vaca o de cabra
1 cucharadita de jengibre fresco rallado
1/2 cucharada de puré de avellana
1 cucharadita de miel
(o jarabe de agave)
Avellanas picadas

En un cuenco, se mezclan todos los ingredientes, se añade fruta fresca de temporada y se esparce la avellana picada por encima.

CUALQUIER TEMPORADA

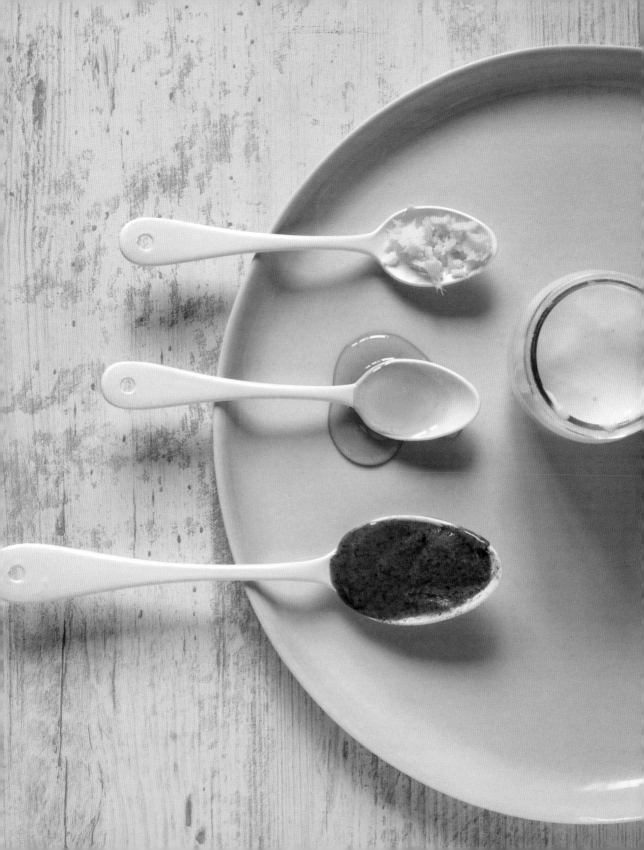

crepas
de harina de castaña

100 g de harina de trigo T80
50 g de harina de castaña
2 huevos
10 cl de leche de castaña (u otra
leche vegetal tipo soya o espelta)
2 cucharadas de aceite de nuez
1/2 cucharadita de canela en polvo

CUALQUIER TEMPORADA

Mezclar las harinas con la canela, dejando un hueco en el centro. En ese hueco se echan los huevos, se revuelve todo y se añade la leche sin dejar de batir con un batidor, a mano, para evitar que se hagan grumos. A continuación, añadir el aceite de nuez y dejar que la masa repose durante 30 min, a temperatura ambiente.

En el momento de hacer las crepas, aclarar la masa con un poco de leche o de agua. Hacer las crepas en una sartén, manchada ligeramente de aceite, dándoles la vuelta a mitad de cocción.

¡TRUCO! Estas crepas quedan muy ricas con trocitos de pera cruda, un chorrito de miel y unas cuantas nueces. Y más fácil aún, sólo con crema de castaña.

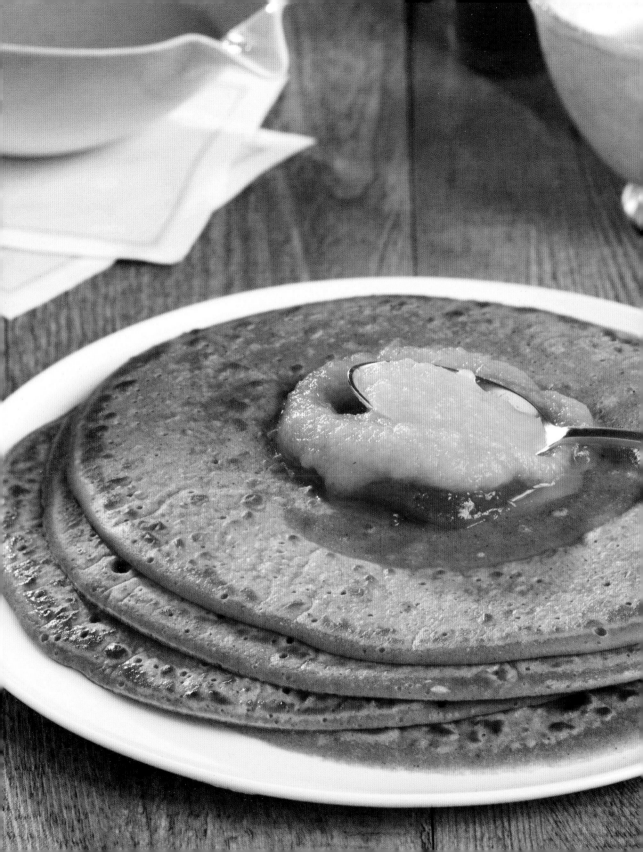

sémola de trigo integral
con leche de espelta, cardamomo, limón confitado y kiwi

50 g de sémola de trigo integral
20 cl de leche de espelta
2 kiwis
1 gajo de limón confitado con
azúcar (ver pág. 196)
1 cucharada de jarabe de agave
1 vaina de cardamomo
50 g de chocolate

CUALQUIER TEMPORADA

Poner la leche de espelta al fuego, agregar el limón confitado, picado, el jarabe de agave, los granos de cardamomo aplastados y llevar a ebullición. Verter la sémola poco a poco y dejar que cueza todo durante 10 min, sin dejar de remover. Cuando haya enfriado, se reserva en el refrigerador.

En el momento de servir, fundir el chocolate al baño maría con 3 cucharadas de agua.

Pelar los kiwis y cortarlos en rodajas.

En un vaso, poner 2 cucharadas de sémola, bañar con el coulis de chocolate y terminar con 3 rodajas de kiwi.

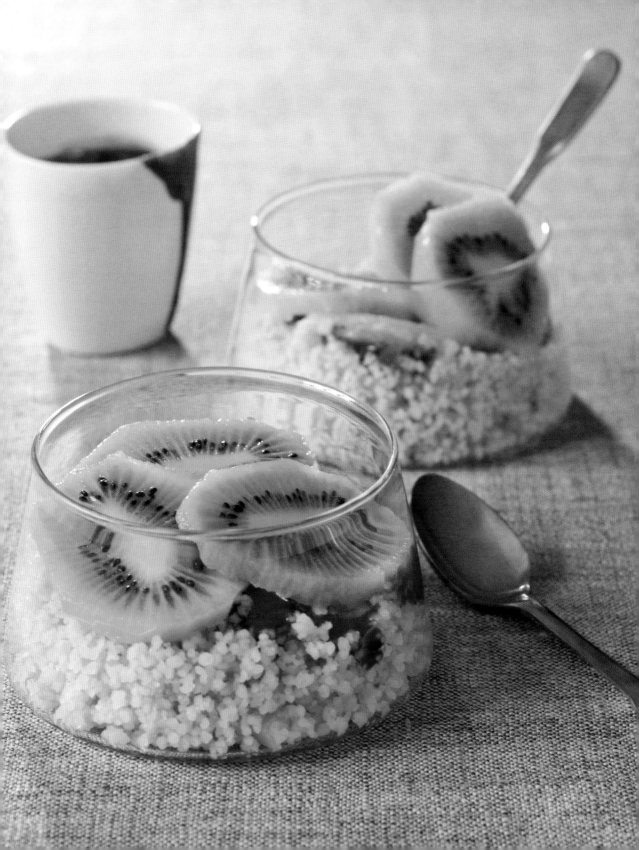

crema Budwig
a mi manera

1 cucharadita de semillas de lino
(o de girasol, calabaza, almendras
o salvia)
10 almendras
2 cucharaditas de arroz
semiintegral (o de alforfón o de
quinua)
1 plátano
1 yogur casero de leche de soya
(ver pág. 178)
1 fruta de temporada (manzana,
pera, durazno...)

CUALQUIER TEMPORADA

En un procesador con aspa, triturar las semillas, las almendras y el arroz hasta que queden muy finos.

Aplastar el plátano con un tenedor y mezclar con los ingredientes triturados y el yogur.

La crema que se obtiene se vierte sobre la fruta cruda troceada y se come inmediatamente.

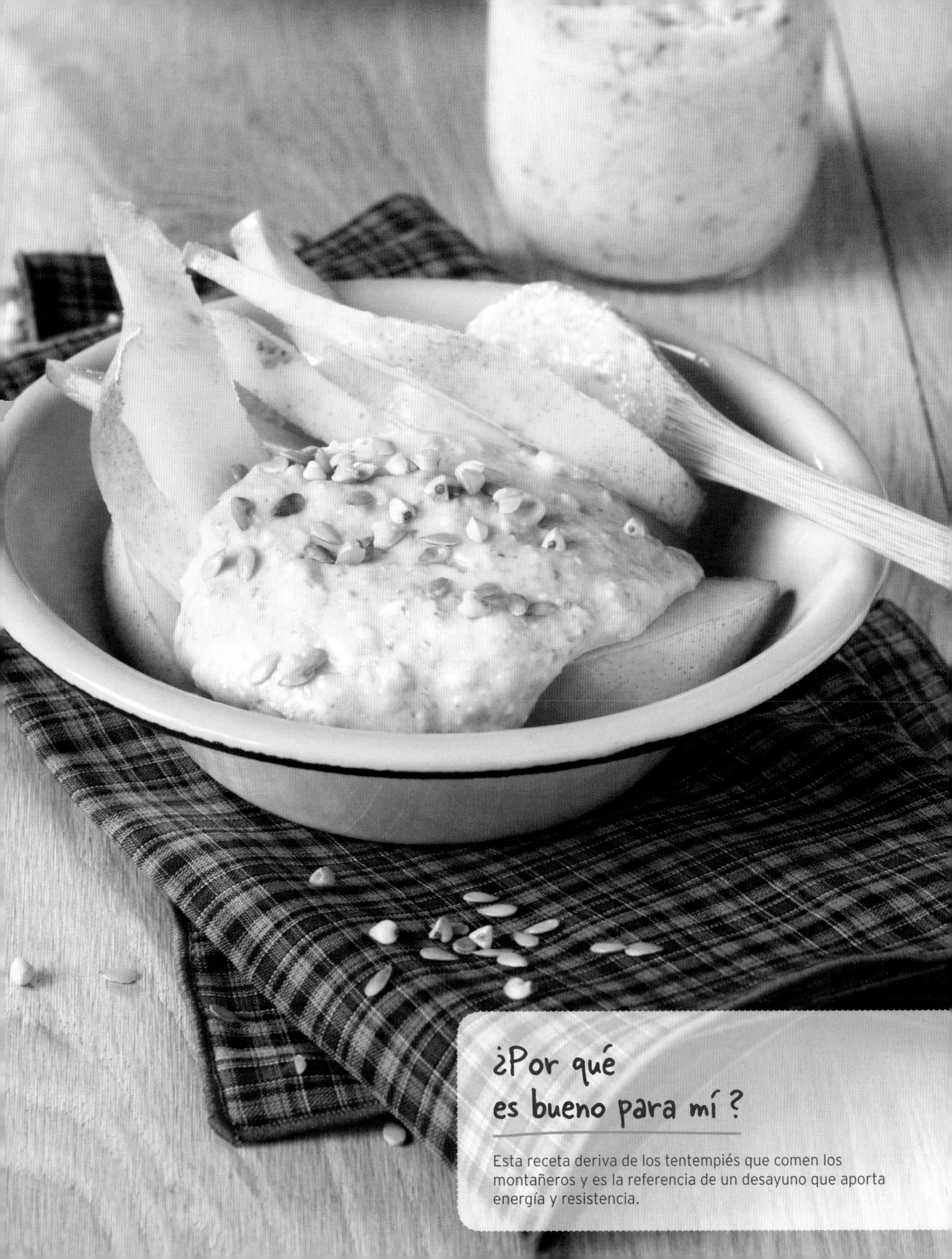

¿Por qué es bueno para mí?

Esta receta deriva de los tentempiés que comen los montañeros y es la referencia de un desayuno que aporta energía y resistencia.

pan brioche casero
con uvas pasas

200 g de harina de trigo T80

150 g de harina de espelta de grano pequeño

25 cl de leche de soya con vainilla

50 g de margarina orgánica para cocinar

80 g de uvas pasa

1 cucharada colmada (30 g) de levadura de trigo deshidratada orgánica (o 1 bolsita de levadura de panadería)

1/2 cucharadita de canela en polvo

1 cucharada de jarabe de arroz

6 gotas de aceite esencial de naranja

1 cucharada de coñac

Aceite de oliva

CUALQUIER TEMPORADA

Mezclar en un recipiente las dos harinas con la levadura y la canela.

Poner la leche al fuego y, cuando esté templada, echar la margarina para que se derrita y añadir el jarabe de arroz y el aceite esencial de naranja.

Verter el líquido en el recipiente de las harinas y amasar con las manos durante 10 min. Tapar con un paño y dejar que repose durante 1 h, cerca de una fuente de calor.

Entretanto, poner a marinar las uvas pasa en el coñac durante 1 h.

Incorporar las uvas pasa a la masa, trabajar la masa un poquito más y pasar a un molde alto, rectangular o redondo, previamente untado con un poco de aceite de oliva. Tapar de nuevo con un paño y dejar que suba la masa, cerca de una fuente de calor, durante 1 h.

Precalentar el horno a 150 °C (th. 5) y hornear el pan unos 40 min.

Sacar del horno y desmoldar inmediatamente, dejando que se enfríe sobre una parrilla.

¡Truco! Para que el pan se conserve tierno, envuélvelo en un paño, métolo en una bolsa de plástico y guárdalo así en el refrigerador. Para variar los sabores, puedes utilizar, en lugar de pasas, una mezcla de albaricoques en trocitos y almendra muy picada, o dátiles y nueces.

¿Por qué
es bueno para mí?

Se trata de un pan digestivo, sabroso y muy completo desde
el punto de vista nutricional.

tortitas
de alforfón con dátiles

100 g de semillas de alforfón sin tostar
50 g de avellanas
1 huevo orgánico o de granja
8 dátiles Medjool

CUALQUIER TEMPORADA

La noche anterior, moler el alforfón para obtener una harina basta.

Tostar las avellanas en un horno con ventilador, durante 15 min, a 150 ºC (th. 5) y molerlas. En un recipiente hondo mezclar la harina de alforfón y las avellanas molidas con el agua necesaria hasta obtener una masa como de crepa, un poco espesa, que se cubre y se guarda en el refrigerador hasta el día siguiente.

Al día siguiente, añadir el huevo a la masa, mezclar bien e incorporar los dátiles sin hueso, cortados en trocitos.

Calentar una sartén antiadherente y hacer las tortitas, bastante gruesas, 3 min por cada lado, a fuego lento.

¡TRUCO! Puedes tostar más avellanas de las necesarias (300 g) y guardar en la el refrigerador las que no utilices, para futuras recetas.
También puedes hacer las tortitas con antelación y conservarlas refrigeradas, envueltas en plástico adherente; a la hora de desayunar, las tuestas en un tostador y quedan estupendas.

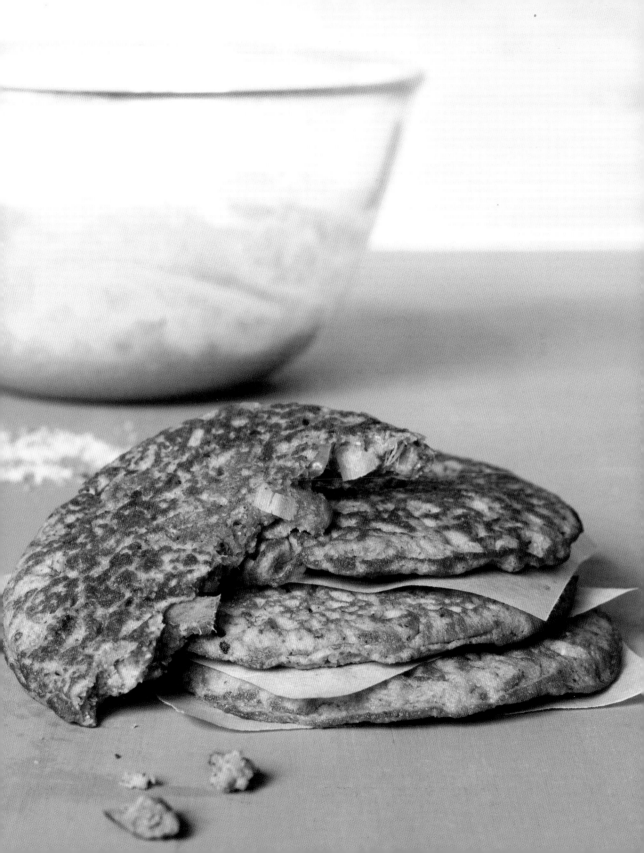

para 8 yogures ⏱ preparación **10 min** ⧗ cuajado **8–12 h** ▱ cocción (cuajado en horno) **2 h**

🌡 refrigeración **4 h**

yogur casero
con leche de soya o de vaca

1 yogur de leche de soya
(o de vaca, tipo bífidus)
1 l de leche de soya con vainilla
o leche de soya enriquecida con
calcio (o de vaca)

CUALQUIER TEMPORADA

Verter el yogur en un recipiente y añadir poco a poco la leche, removiendo continuamente con unas varillas.

Repartir la mezcla en unos tarros de cristal para yogur.

Para que cuajen los yogures se puede:

• utilizar una yogurtera y que se hagan los yogures durante 8 horas. A continuación, se retiran los tarros y se cierran con sus respectivas tapaderas, cuando aún estén calientes;

• encender el horno a 45 °C (th. 1) e introducir los yogures. Al cabo de 2 horas, se apaga el horno y se deja que los yogures sigan cuajando durante toda la noche;

• colocar los yogures, con el tarro cerrado, en una bandeja y esta sobre un radiador, durante toda la noche.

Reservar los yogures refrigerados durante 4 h como mínimo.
Estos yogures se conservan unos 7 días.

> ¡TRUCO! Te recomiendo que uses leche de soya que contenga una cantidad de habas de soya superior al 8%, o incluso leche entera de vaca, orgánica. Puedes aromatizar la leche con 3 gotas de aceite esencial de naranja o limón; o añadir unas gotas de extracto de vainilla líquido.
> Antes de llenar los tarros de yogur, pon en la base alguna mermelada o puré de frutas, o crema de ciruelas o crema de castaña.

¿Por qué es bueno para mí?

Es una auténtica «mini» comida completa, sobre todo si utilizas productos derivados de la soya. Estos yogures son muy prácticos, porque puedes combinarlos fácilmente con otros ingredientes y así está garantizado el equilibrio nutritivo.

Bioleche de plátano, coco y dátiles

30 cl de leche de coco
(o leche de soya con vainilla)
2 plátanos
3 dátiles
20 g de coco rallado

CUALQUIER TEMPORADA

Tostar el coco rallado en una sartén sin nada de grasa, durante 5 min y reservar.

Pelar los plátanos y batirlos con los dátiles, deshuesados, y la leche.

Servir inmediatamente, con el coco tostado espolvoreado por encima.

¡TRUCO! Es un desayuno perfecto, muy energético, o una buena merienda.

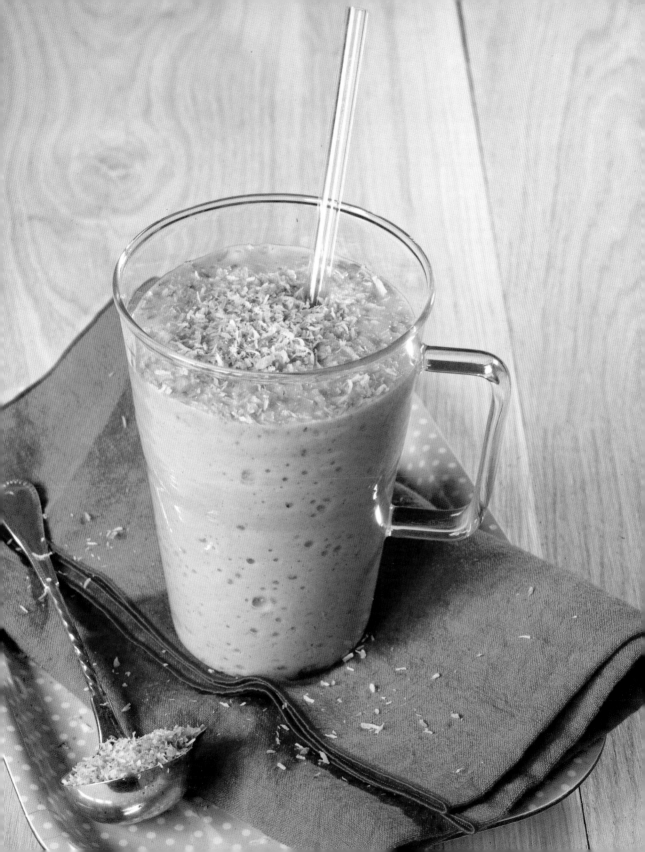

infusión
de albahaca con miel y frambuesa

100 g de frambuesas (o fresas)
1 ramito de albahaca
4 cucharadas de miel

PRIMAVERA • VERANO

Lavar la albahaca e introducir las hojas en 4 vasos grandes. Hervir 1 l de agua. Verter el agua en los vasos y añadir la miel y 5 frambuesas en cada vaso.

¡TRUCO! Una estupenda infusión digestiva o un buen postre.

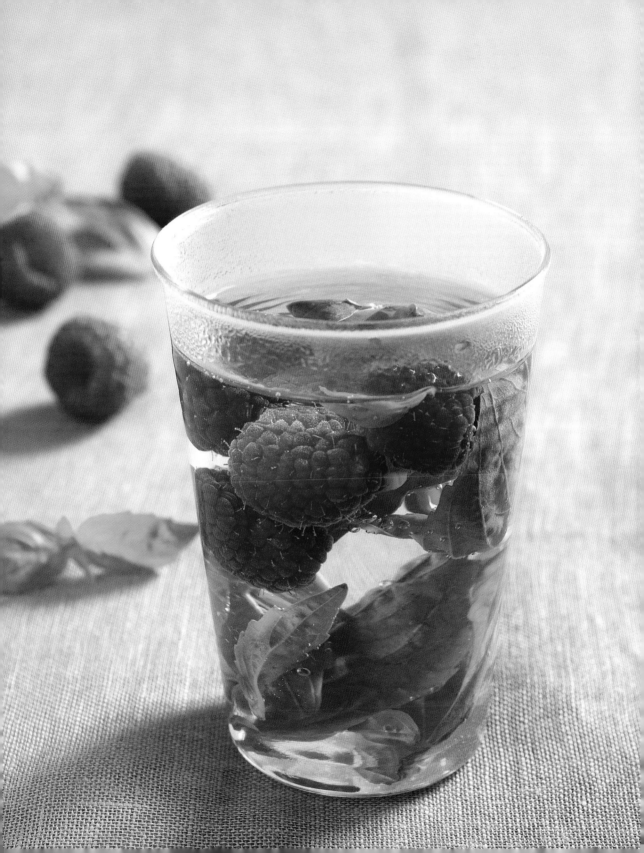

duraznos
con hojuelas de avena y crema de almendra

4 duraznos
50 cl de leche de avena
80 g de hojuelas de avena
2 cucharadas de puré de almendra
1 rama de menta

PRIMAVERA • VERANO

Lavar los duraznos, cortarlos en 3 trozos, sin pelar, y cocerlos en la leche de avena, durante 10 min.

Fuera del fuego, añadir el puré de almendras y batir con batidora. A continuación, incorporar las hojuelas de avena y reservar en el refrigerador.

Se sirve con unas rodajas de durazno crudo, sin piel, y unas hojas de menta picaditas.

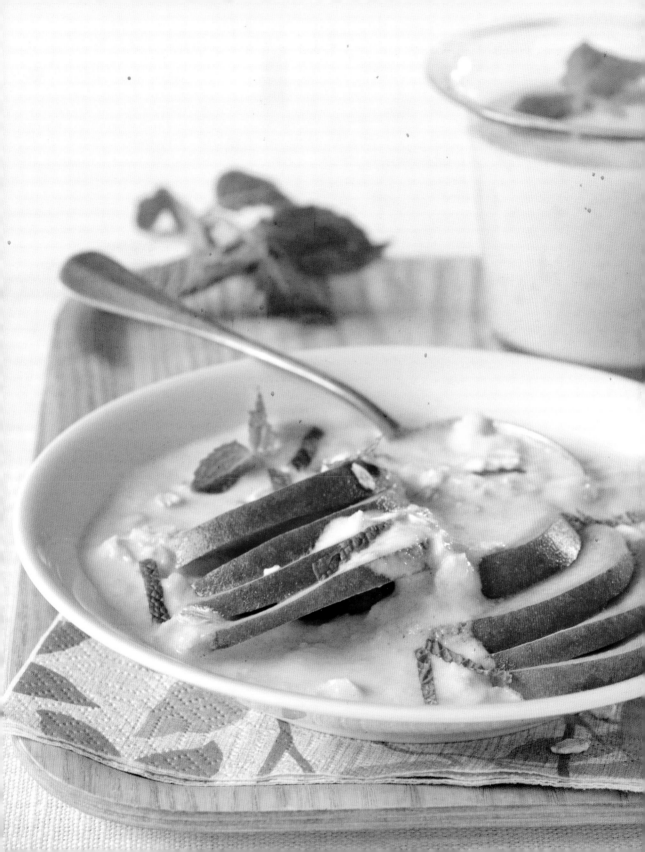

sopa de fresas
y coco con dátiles

250 g de fresas
15 cl de leche de coco
5 cl de crema de coco
40 g de coco rallado
2 o 3 dátiles
De 3 a 5 cucharadas de jugo de manaza
1 pizca de canela

PRIMAVERA • VERANO

Lavar las fresas y batir 150 g en un procesador, con la leche de coco y los dátiles deshuesados. Si la mezcla queda excesivamente espesa, se añade un poco de jugo de manzana. Reservar en el refrigerador.

Mezclar la crema de coco con 3 cucharadas de jugo de manzana y la canela.

Tostar el coco rallado en una sartén, sin nada de grasa, durante 5 min.

Cortar por la mitad el resto de las fresas y pincharlas en unas brochetas.

En el momento de servir, se vierte la sopa de fresas en unos vasos, se le añade un chorrito de crema de coco por encima y se coloca sobre cada vaso, en equilibrio, una brocheta de fresas, con el coco rallado y tostado espolvoreado por encima.

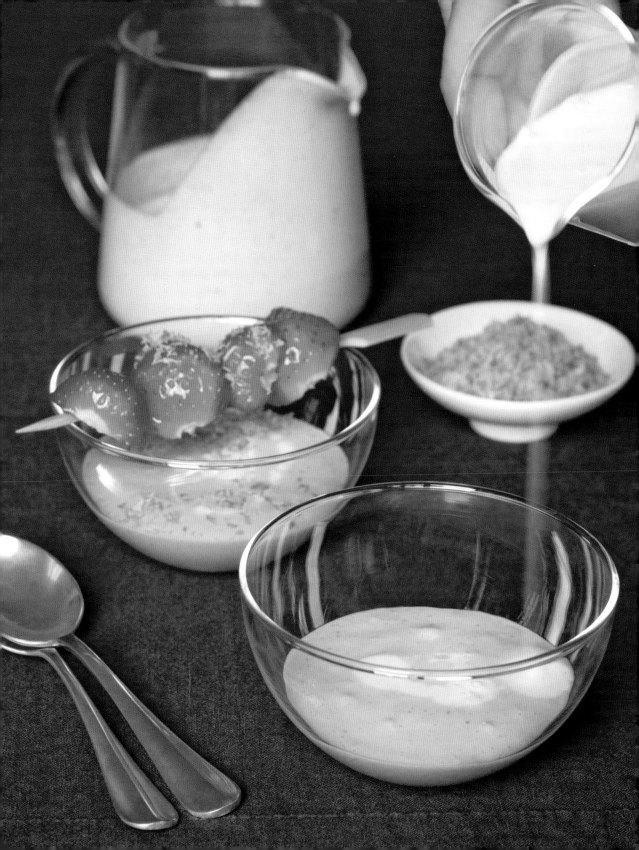

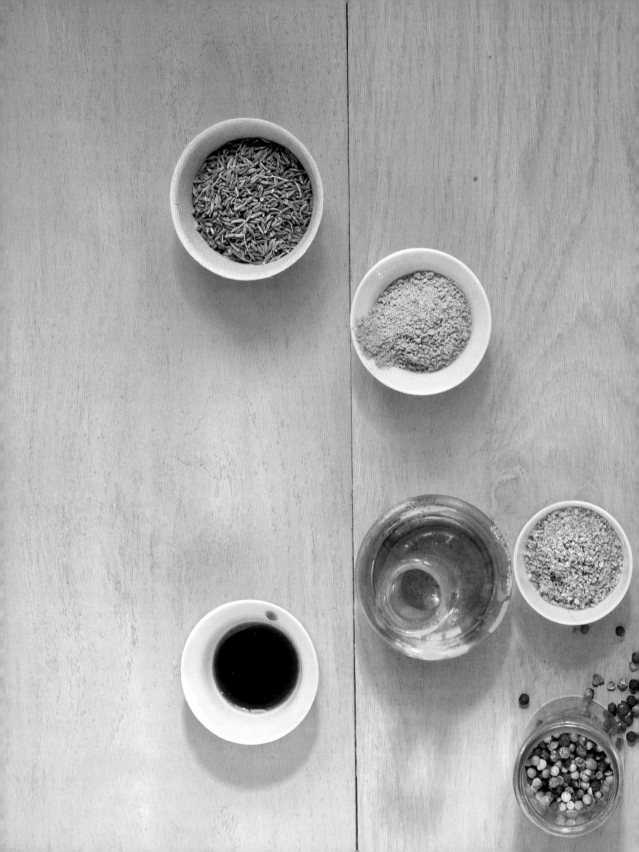

salsas
& condimentos

En las recetas anteriores hemos utilizado algunos ingredientes que quizá no conocierais. Los ingredientes que indicamos a continuación pueden ser muy útiles para elaborar salsas:

- los productos derivados de la **soya,** una leguminosa rica en proteínas, alimento casi completo y muy versátil. La soya se presenta en forma de leche, queso (tofu) o de productos fermentados (salsa de tamari y shoyu, pasta de miso, puré de tempeh);

- dos espesantes naturales, el **agar-agar** y el **arruruz** que, incluso en pequeñas cantidades, resultan muy útiles para obtener texturas cremosas y, al mismo tiempo, aportan fibras solubles que regulan el metabolismo y el tránsito intestinal.

chutney de calabacines e higos

2 o 3 calabacines
1 gajo de limón confitado con sal
(ver pág. 196)
5 higos secos
15 cl de jugo de manzana
7 cl de vinagre de sidra
1 cucharadita de jengibre fresco
picado
1 cucharadita de miel
Sal fina sin refinar

PRIMAVERA • VERANO

Lavar los calabacines y cortarlos en tiras. Picar el limón confitado.
Lavar los higos y cortarlos en trocitos.

En una cazuela, introducir los calabacines, los higos, el limón
confitado, el jengibre, el jugo de manzana, el vinagre de sidra y
3 pizcas de sal. Cocer todo, durante 20 min, a fuego bajo,
con el recipiente a medio tapar. Añadir la miel y cocer otros 5 min.
Aún caliente, se pasa la mezcla a un tarro, que habremos escaldado
previamente, se cierra de inmediato y se le da la vuelta.

¡TRUCO! El chutney es un condimento práctico y sabroso, que se
conserva en el refrigerador 2 semanas con el tarro cerrado y 5
días después de abierto.
Esta versión es perfecta para condimentar una ensalada de
diferentes lechugas, salpicada de taquitos de jamón serrano, higos
frescos, lascas de calabacín crudo y queso parmesano.

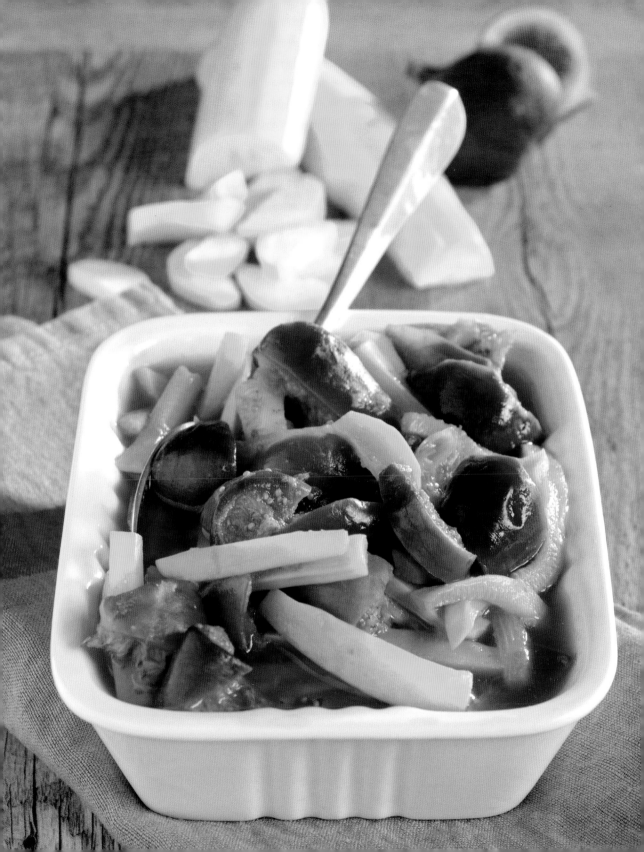

chutney
de durazno, berenjena, canela y dátiles

1 berenjena
2 duraznos
4 dátiles
1 cebolla
10 cl de vinagre de sidra
20 cl de jugo de manzana y pera
1/2 rama de canela
Sal fina sin refinar

PRIMAVERA • VERANO

Lavar la berenjena y cortarla en tiras. Lavar los duraznos y cortarlos, junto con los dátiles, en trocitos. Pelar y picar la cebolla.

En una cazuela se introducen todos los ingredientes anteriores, se añade el vinagre, el jugo, 3 pizcas de sal, la canela y se pone a hervir, a fuego flojo, durante 30 min, con el recipiente a medio tapar.

Se introduce el preparado aún caliente en un tarro, previamente escaldado, se cierra de inmediato y se le da la vuelta.

¡TRUCO! Una mezcla perfecta para acompañar a un plato de arroz, lentejas y arúgula, en una comida vegetariana, y también, una buena guarnición para a un plato de carne o de cualquier pescado.

¿Por qué es bueno para mí?

Tradicionalmente, el chutney se elabora sin azúcar añadida: una fruta seca, rica en fibras y micronutrientes, aporta ese punto dulce, que tan bien le va al chutney.

chutney
de pimiento rojo, melón y orejones
de chabacano con jengibre

1 pimiento rojo
1/4 de melón
5 orejones de chabacano
1 cebolla
15 cl de jugo de manzana
4 cl de vinagre de sidra
1 cucharadita de miel
1 cucharadita de jengibre fresco picado
Sal fina sin refinar

PRIMAVERA • VERANO

Lavar y despepitar el pimiento rojo. Pelar el melón y retirar las pepitas. Pelar la cebolla. Picar estos ingredientes y los orejones, previamente lavados.

Introducir todos los ingredientes en una cazuela, añadir el jengibre, el jugo de manzana, el vinagre de sidra y tres pizcas de sal. Llevarlos luego al fuego y que hiervan, suavemente y con el recipiente a medio cubrir, durante 25 min.

A continuación, añadir la miel y que siga cociendo 5 min más. Introducir el preparado aún caliente en un tarro escaldado previamente, cerrar de inmediato y darle la vuelta.

¡TRUCO! Un buen acompañamiento para una bandeja de quesos de cabra y de oveja, para una ensalada de diferentes lechugas y para un gazpacho.

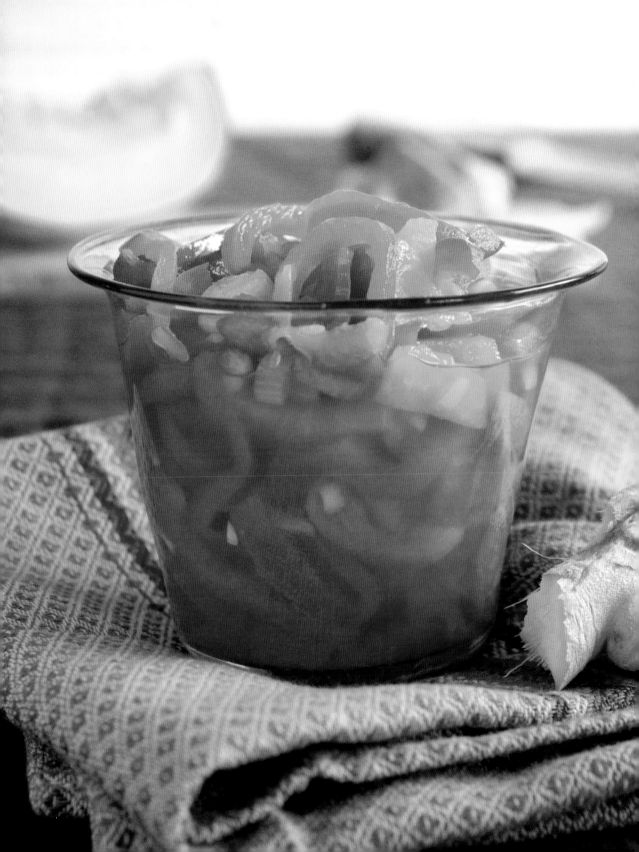

limones
(o naranjas) confitados con sal gris

para 1 tarro
4 limones (o naranjas) orgánicos
150 g de sal gris gruesa

Lavar la fruta, pelar los dos extremos hasta la carne y luego cortar por la mitad, longitudinalmente. Por último trocear cada mitad en 3 gajos.

Escaldar un tarro de cristal, secar y rellenar primero con una capa de sal y luego con otra de gajos de cítricos, una de sal y otra de gajos, así sucesivamente hasta que el tarro esté lleno. Se termina con una capa de sal y se cierra el tarro.

Dejar confitar durante 15 días, en el refrigerador, antes de abrir el tarro.

limones
(o naranjas) confitados con azúcar de caña

para 1 tarro
4 limones (o naranjas) orgánicos
150 g de azúcar rubia

Lavar y cortar la fruta, como en la receta anterior. Poner 10 cl de agua en una cazuela, añadir el azúcar e incorporar los gajos. Llevar a ebullición y, cuando empiece a hervir, bajar el fuego y mantener el hervor durante 20 min, con el recipiente a medio tapar. Escaldar los tarros y llenar completamente con el preparado. Cerrar y dar la vuelta. Cuando los tarros hayan enfriado, se guardan en el refrigerador.

CUALQUIER TEMPORADA

¡TRUCO! Los cítricos confitados son muy adecuados para aromatizar cantidad de platos, aportándoles un toque salado o dulce. Una vez abierto el tarro, después de cada utilización, hay que tener cuidado de que el jugo cubra completamente los cítricos y conservarlo en el refrigerador.

¿Por qué
es bueno para mí?

Los cítricos confitados con sal o azúcar, junto con las especias dulces y las plantas aromáticas, son ingredientes básicos de varios de nuestros platos. Puedes utilizarlos de cualquier manera que se te ocurra. Además, son muy saludables, porque la cáscara es rica en d−limoneno, el componente principal de los aceites esenciales de naranja y de limón. El d−limoneno tiene propiedades antiácidas, reduce el colesterol y los efectos secundarios negativos de los ultravioletas.

coulis de pimientos

2 pimientos rojos
2 dientes de ajo
1 chorrito de aceite de oliva
1 chorrito de vinagre balsámico
Sal fina sin refinar

VERANO

Lavar los pimientos y asarlos en el horno durante 15 min, a 200 °C (th. 6–7), para tostar la piel.

Una vez asados, meter los pimientos en una cazuela y mantenerlos allí durante 10 min, con el recipiente tapado; así resultará muy fácil pelarlos. Luego quitarles la piel y las pepitas. Cortar la carne en tiras e introducirla en un procesador con el aceite de oliva, el ajo, un chorrito de vinagre balsámico, el agua necesaria, la sal y batir todo. Este coulis es una buena guarnición para un plato de pescado, una leguminosa o un cereal.

¡TRUCO! También puedes servir los pimientos en tiras, con ajito picado, unas hojas de laurel, un poco de sal y un chorro de aceite de oliva por encima.
Así quedarán deliciosos con una ensalada de cuscús, garbanzos y queso fresco de cabra.

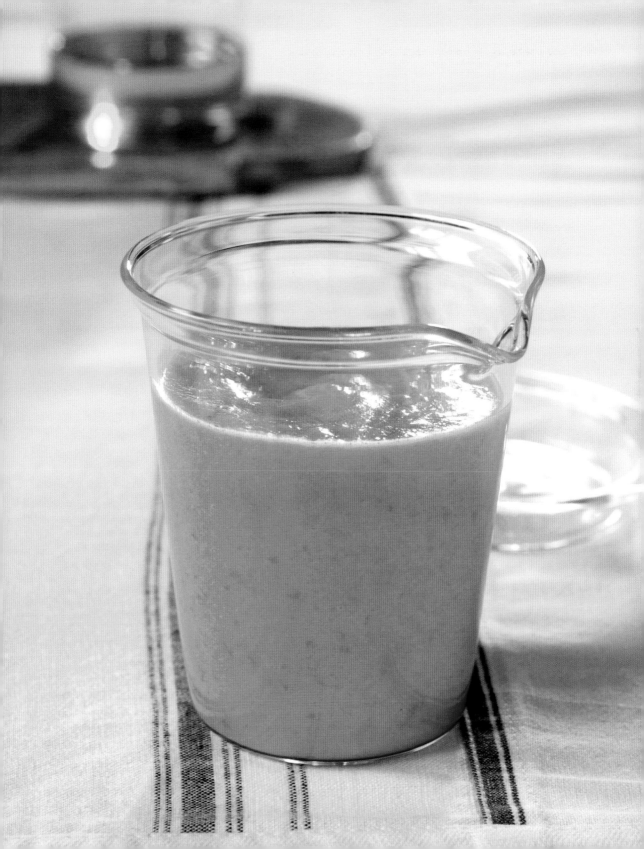

coulis de tomate

5 tomates muy maduros
20 cl de concentrado tomate en
lata tipo *passata*
5 cl de aceite de oliva
Sal fina sin refinar

PRIMAVERA • VERANO

Lavar los tomates, trocearlos y ponerlos al fuego, con un poco de sal, durante 15 min, con el recipiente a medio tapar.

Añadir la lata de concentrado de tomate y que continúe cociendo 10 min más.

Cuando estén tibios, batirlos en el procesador con el aceite de oliva.

La mezcla resultante se mete en un tarro y se conserva en el refrigerador.

El coulis de tomate es un buen condimento para platos veraniegos elaborados a base de calabacines, berenjenas, pimientos…

¡TRUCO! En pleno verano, cuando el tomate está muy maduro, no hace falta añadir el tomate concentrado.

¿Por qué
es bueno para mí ?

Es una salsa cremosa, muy rica en micronutrientes, porque contiene la piel y las pepitas de los tomates, trituradas en el procesador.

emulsión de naranja

1 naranja
1/2 gajo de naranja confitada con sal (ver pág. 196)
1 chorrito de aceite de canola
1 cucharadita de jengibre picado

INVIERNO

Pelar la naranja con mucho cuidado quitando, además de la cáscara, toda la parte blanca y la piel de los gajos; cortar en trozos y quitar las pepitas.

En un procesador, introducir la naranja, la naranja confitada, el acetite de canola, el jengibre y batir todo. Reservar.

Esta emulsión es un buen condimento para un pescado al vapor y un buen aderezo para una ensalada de invierno, elaborada con frijoles rojos, zanahorias ralladas, perejil y queso de cabra fresco.

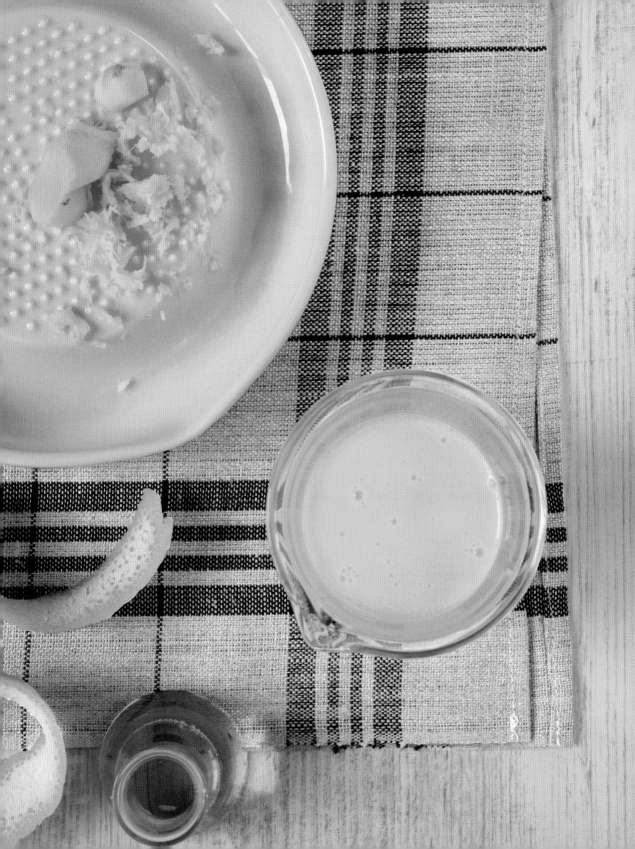

gomasio

200 g de ajonjolí blanco integral
15 g de sal gruesa

CUALQUIER TEMPORADA

Tostar las semillas de ajonjolí con la sal en una sartén, durante 5 min, sin dejar de remover.

Una vez tostadas, machacarlas en un mortero o en un suribachi (un cuenco estriado) o triturarlas ligeramente en un procesador de cocina.

¡TRUCO! hay que conservarlo en un lugar fresco.

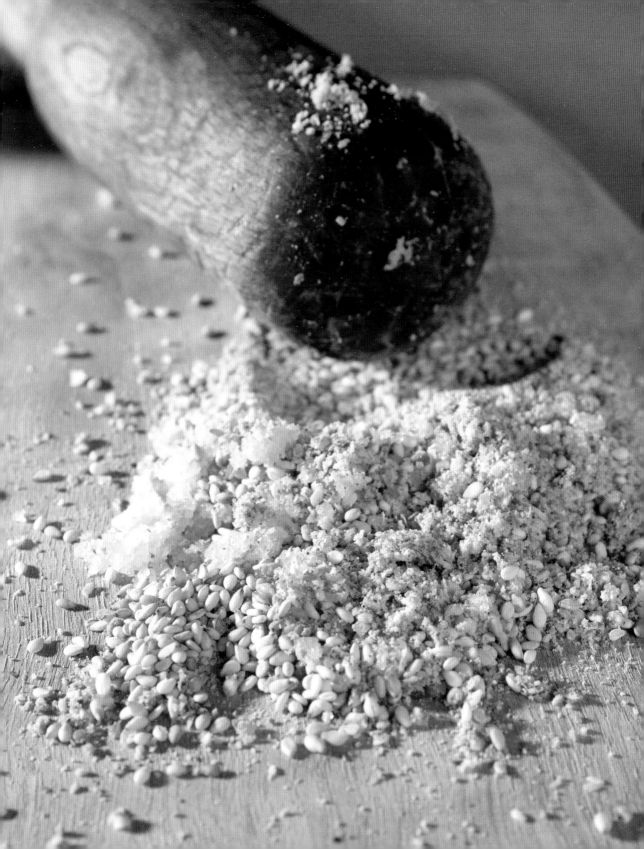

tapenade de dos aceitunas

200 g de aceitunas negras sin hueso
150 g de aceitunas verdes sin hueso
3 dientes de ajo
7 cl de vinagre de sidra
10 cl de aceite de oliva
1/2 cucharadita de plantas aromáticas tipo estragón, albahaca, ajedrea, orégano

CUALQUIER TEMPORADA

Se pela y pica el ajo. Se introducen todos los ingredientes en un procesador de cocina y se baten ligeramente. Si es necesario se rectifican los condimentos.

¡TRUCO! Para suavizar el amargor natural de las aceitunas orgánicas, puedes añadir unos higos o unas ciruelas y batirlos con el resto de ingredientes.

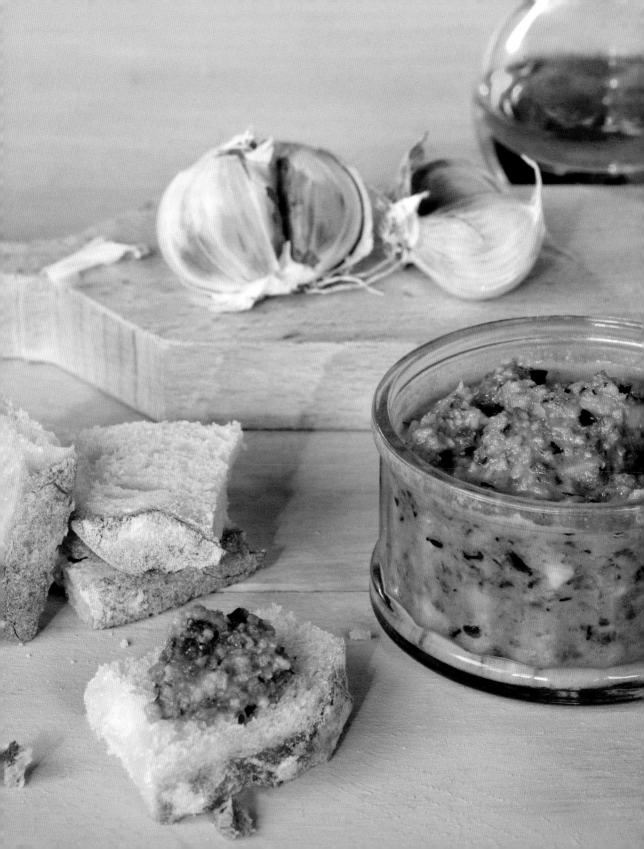

mayonesa vegetal
con perejil y aceite de avellana tostada

10 cl de leche de soya
5 cl de aceite de avellana tostada
5 ramitas de perejil
1 diente de ajo
Jugo de limón
Sal fina sin refinar

CUALQUIER TEMPORADA

Pelar y picar el diente de ajo.

Introducir en un procesador la leche, el aceite de avellana, el perejil, el ajo, una pizca de sal y batir todo. A continuación, añadir unas gotas de jugo de limón y batir de nuevo unos 10 seg.

Refrigerar y comerlo el mismo día de su elaboración con un cereal y unas verduras crudas; así conseguiremos una comida vegetal equilibrada.

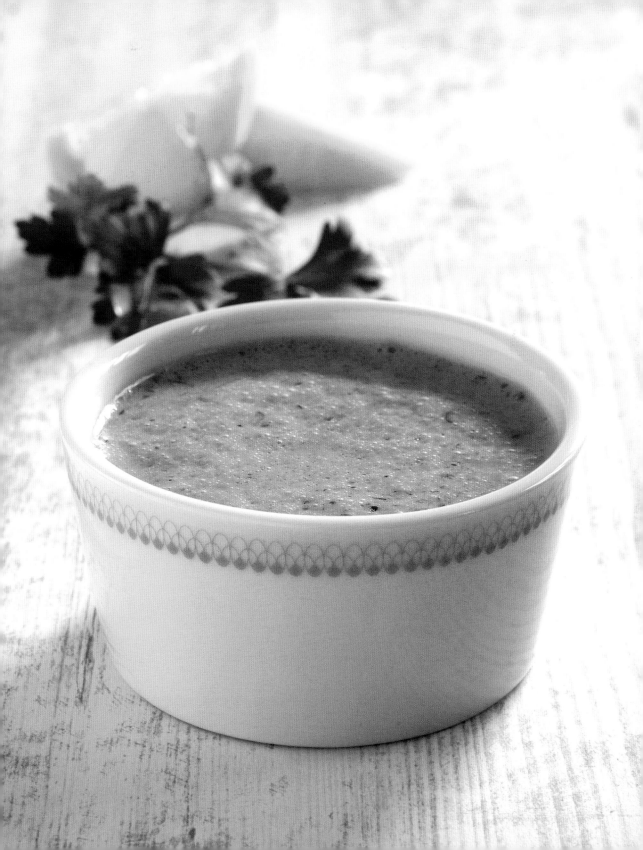

pepino
con yogur de soya y semillas de alcaravea

1 pepino
2 yogures de leche de soya
(ver pág. 178)
1 diente de ajo
Semillas de alcaravea
Sal fina sin refinar

VERANO

Pelar y rallar el pepino y ponerlo en un colador, con una pizca de sal, para que escurra su jugo, durante 20 min.

Pelar y picar el diente de ajo.

Mezclar los yogures con el pepino, el ajo y una pizca de semillas de alcaravea. Rectificar de sal. Se sirve muy frío, con una ensalada de tomate y unos filetes de sardina marinados en limón.

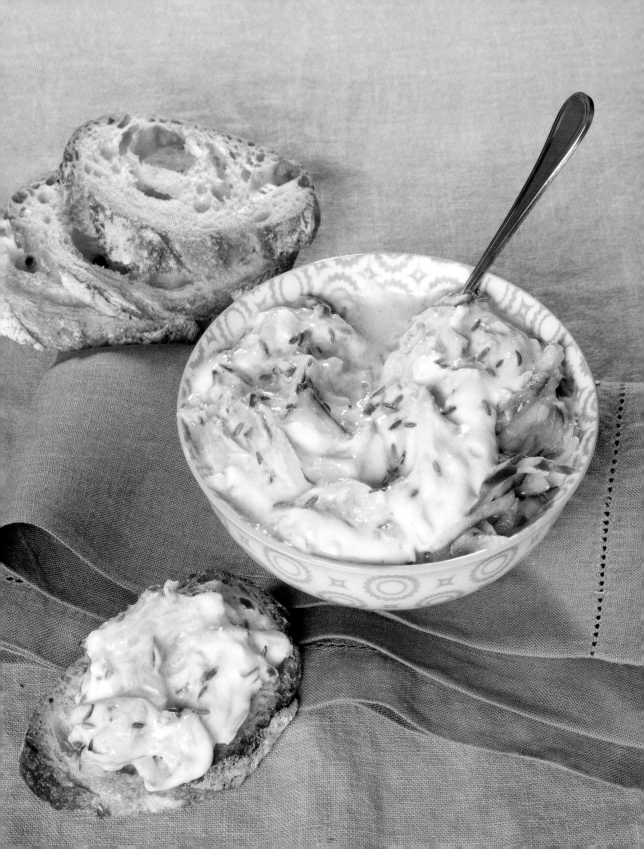

crema de tofu con perifollo

300 g de tofu
2 dientes de ajo, pelados
1 bote de perifollo
1 gajo de limón confitado con sal
(ver pág. 196)
2 cucharadas de shoyu
1 cucharada de agua

CUALQUIER TEMPORADA

En un procesador de cocina se baten todos los ingredientes con el perifollo, hasta obtener una textura cremosa.

Guardar en el refrigerador.

¡TRUCO! El tofu, tildado injustamente de insípido, es, sobre todo, un «captador» de sabores, por lo que tiene que estar bien condimentado.
Esta crema aporta un buen complemento de proteínas; se puede comer simplemente sobre una rebanada de pan o como guarnición de un plato de carne o de pescado.
Según la temporada, puedes variar los ingredientes y utilizar cilantro, albahaca y también aceitunas, pimiento confitado, zanahorias cocidas y jengibre.

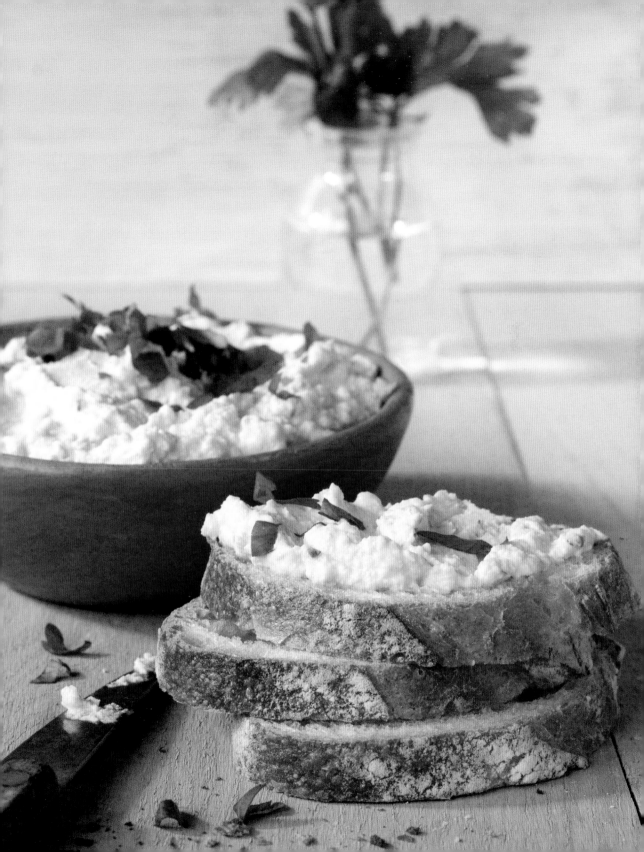

crema
de queso de cabra con tapenade

400 g de queso fresco de cabra
15 aceitunas negras sin hueso
10 aceitunas verdes sin hueso
1 diente de ajo
2 cucharadas de vinagre de sidra
2 cucharadas de aceite de oliva
1/2 cucharadita de albahaca seca
Sal fina sin refinar

CUALQUIER TEMPORADA

En un procesador de cocina introducir las aceitunas, el ajo pelado, el vinagre de sidra, el aceite de oliva, la albahaca y batir todo ligeramente. Añadir el queso de cabra en trozos y batir de nuevo hasta conseguir una mezcla cremosa. Rectifica la sal y reservar en el refrigerador.

¡TRUCO! Puedes comer esta crema, de aperitivo, simplemente untada en unas tostadas de pan, con unos dados de tomate por encima; o como guarnición de un plato de polenta, por ejemplo. Hay que tener cuidado de no batir demasiado los ingredientes, porque el queso de cabra se licúa.

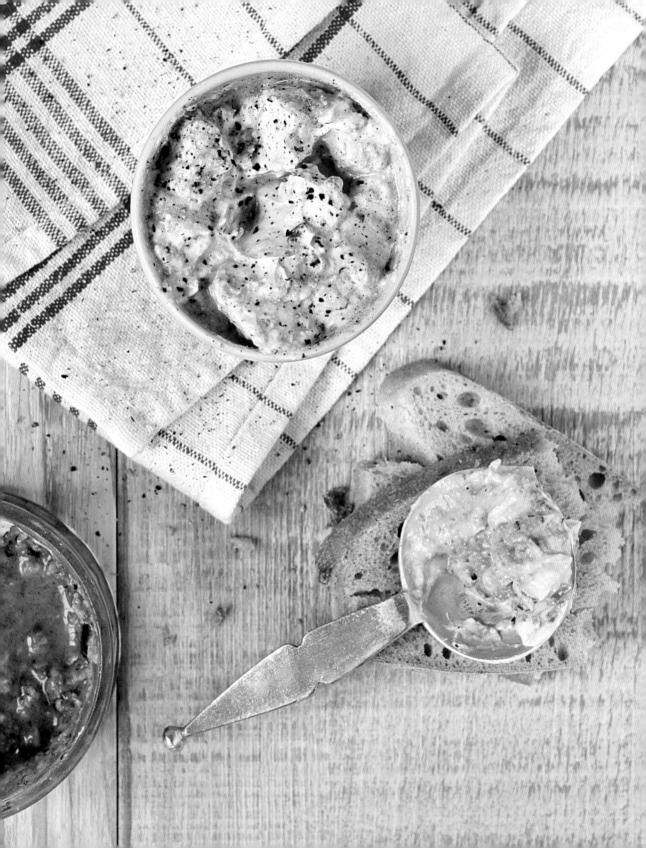

humus con ciruelas

150 g de garbanzos cocidos
4 ciruelas pasas
1 gajo de limón confitado con sal
(ver pág. 196)
1 cucharada de puré de anacardo
2 pizcas de semillas de alcaravea

Para hacer el humus, conservar 2 cucharadas del caldo de cocer los garbanzos.

Introducir todos los ingredientes en un procesador, incluido el caldo de garbanzos, y batirlos. Se deja reposar en el refrigerador.

> ¡TRUCO! Puedes utilizar puré de ajonjolí en lugar de anacardo y añadir jugo de naranja (y una mezcla de especias un poco más «dulce» con canela, tipo garam massala... ¡delicioso!) y también jugar con otros frutos secos.

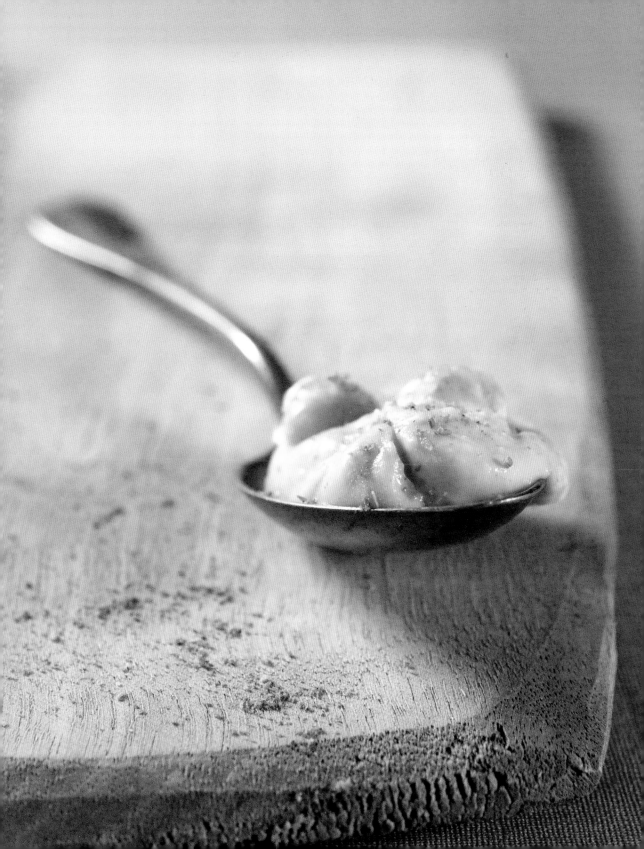

mousse
de hígado de ave con especias

150 g de hígados de ave de corral
1 yogur casero (ver pág. 178)
3 chalotes
1 cucharada de aceite de oliva
2 cucharadas de coñac
El jugo de 1/2 limón
1 pizca de curry suave
Sal fina sin refinar

CUALQUIER TEMPORADA

Pelar los chalotes, picarlos y rehogarlos, durante 5 min, en aceite de oliva con las especias y un poco de sal.

Incorporar los higaditos a los chalotes y saltearlos 10 min más. Añadir el coñac a la sartén y que continúe la cocción otros 5 min. A continuación, retirar la sartén del fuego, introducir el preparado en un procesador, agregar el yogur casero, el jugo de limón y batir todo. La mousse se reserva refrigerada.

¡TRUCO! Servir la mousse como entrante con una ensalada y unas tostadas o como guarnición del plato de pechugas de pollo con setas (ver pág. 84).

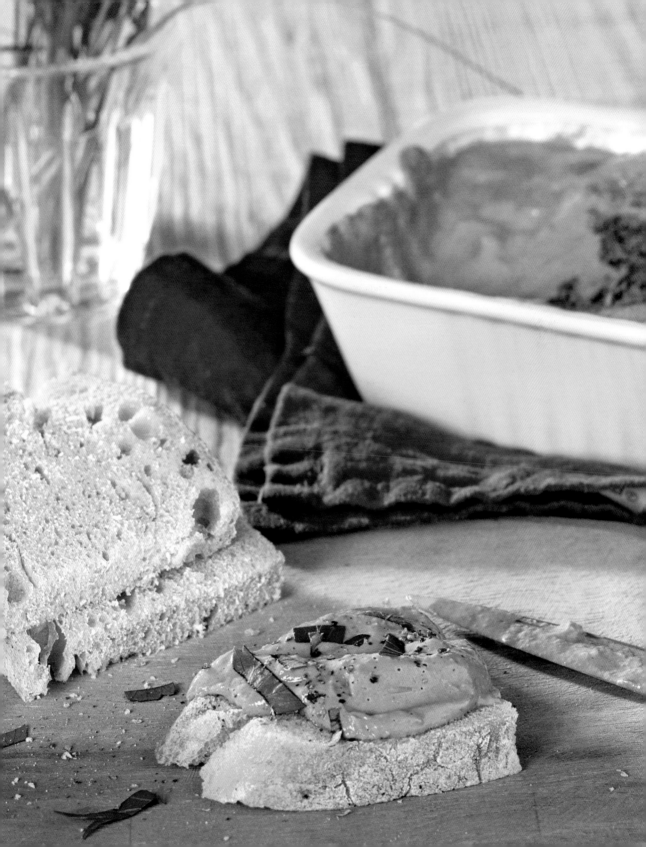

Índice de recetas

Índice de contenidos

aperitivos y tentempiés   160

salsas y condimentos   188

índice de recetas   220

Coaching on-line

Para quienes hablen francés: los autores de este libro han creado un servicio de entrenamiento en internet: www.LeCoachMinceurBio.com

Ofrecen varias suscripciones (3 meses, 6 meses, 1 año), la opción de 12 meses da derecho a:

=> 365 días de menús para adelgazar bio, de temporada, con la lista de la compra correspondiente;

=> 100 recetas para adelgazar bio, sabrosas y fáciles de Laurence Salomon;

=> 52 sesiones de entrenamiento semanal por mail (algunos en vídeo);

=> 100 informes y consejos nutritivos para entender bien la Tríada Alimentaria® con el doctor Lylian Le Goff;

=> todas las fichas de los ingredientes bio, hipocalóricos y energéticos;

=> la posibilidad de ponerse en contacto, por mail, para plantear preguntas personales;

=> el acceso a foros de debate para compartir dudas y éxitos con otros suscriptores.

Agradecimientos

Estilismo: muchas gracias a Caroline Pessin por su gran ayuda con las fotografías.

-Menaje:
Astier de Villate
173, rue Saint-Honoré 75001 París
Vasos (pág. 154) – Tazas (págs. 150, 168) – Cuencos (págs. 114, 154) – Bol (pág. 60) – Platos (págs. 64, 110, 120) – Fuente (pág. 56)

-Caravane
22, rue Saint-Nicolas 75012 París
Manteles (págs. 64, 70, 82, 86, 114, 186, 194, 198) – Servilletas / paños (págs. 22, 48, 70, 72, 80, 92, 102, 112, 118, 140, 154, 172, 180, 194) – Cubiertos (págs. 14, 30, 32, 42, 68, 70, 72, 74, 76, 112, 154, 166) – Platos (págs. 32, 66, 68, 70, 82, 86, 94, 96, 140, 172) – Ensaladera (pág. 32)

-Asa Selection
www.asa-selection.de
Tazas (págs. 74, 116, 170) – Boles (pág 86, 98) –Cuencos (págs. 76, 100) – Platos (págs. 38, 74, 76, 92, 100) –Fuentes (págs. 70, 114, 122)

-Le Creuset
www.lecreuset.fr
Sartenes (págs. 52, 86, 92) – ollas (págs. 74, 80) – Fuentes (págs. 138, 142)

-Peintures Ressource
62, rue la Boétie 75008 París
Fondo NR24 pág. 110 – Fondo S86 pág. 98 – Bandeja 113 pág 28 – Fondo F47 pág. 62 – Bandeja SF02 pág 90

www.elpaisaguilar.es

PRISA EDICIONES

Título: Esto no es una dieta. Las cien recetas • Título original: Ce n'est pas un régime. Les 100 recettes
• Maquetación: M. García y J. Sánchez • Traducción: Sofía Tros de Ilarduya
• Coordinación técnica: Victoria Reyes • Coordinación editorial: Manuel Sequeiros

© FemininBio.com, www.LeCoachMinceurBio.com para las recetas de las págs. 16, 20, 34, 50, 52, 54, 172, 174, 176, 178
© 2012 Hachette Livre (Marabout)
De esta edición:
D.R. © 2013, Santillana Ediciones Generales S. A. de C.V. • Av. Río Mixcoac No. 274, Col. Acacias, 03240, México D.F.

Estas son sus sedes
ARGENTINA, BOLIVIA, CHILE, COLOMBIA, COSTA RICA, ECUADOR, EL SALVADOR, ESPAÑA, ESTADOS UNIDOS, GUATEMALA, MÉXICO, PANAMÁ, PARAGUAY, PERÚ, PUERTO RICO, REPÚBLICA DOMINICANA, URUGUAY Y VENEZUELA.

Primera edición: Julio 2013

ISBN: 978-607-11-2674-0

Impreso en México

Esta libro se terminó de imprimir en el mes de julio 2013, en Impresora Tauro S.A. de C.V., Plutarco Elías Calles No. 396, Col. Los Reyes Iztacalco, C.P. 08620, Tel: 55 90 02 55.